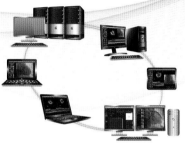
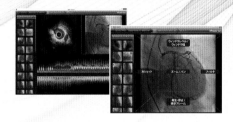
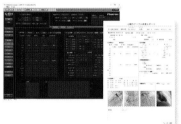
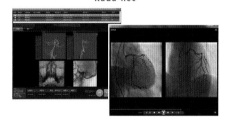
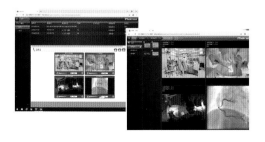
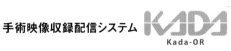

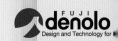
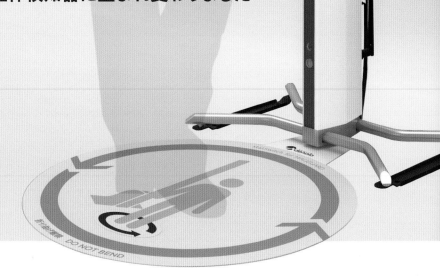
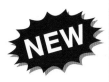

More than you know

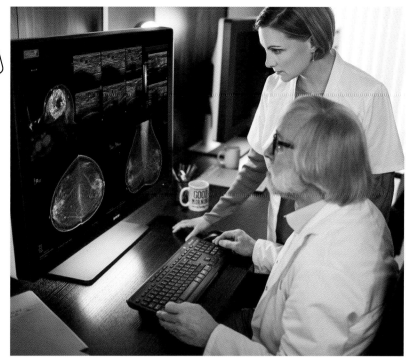

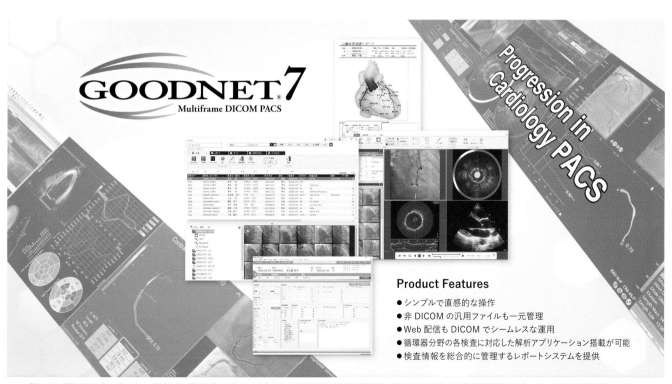

伊丹恒生脳神経外科病院
放射線科

堀田耕司

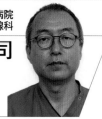

4Dデータを活用した急性期脳卒中診療ワークフローの構築に向けて

はじめに

伊丹恒生脳神経外科病院（以下、当院）は、急性期の脳卒中や頭部外傷の診断、治療を中心に診療を行っている。現在では慢性期リハビリテーションと患者ケアを充実させることで、急性期から慢性期まで切れ目のない医療を地域に提供できるよう取り組んでいる（急性期／40床、回復期／40床）。2020年2月には日本脳卒中学会より一次脳卒中センターの認定を受け、24時間365日脳卒中患者を受入れ、rt-PA静注療法を開始できる環境となっている。CT検査は年間約6,500件の実施があり、施設の特性上、頭部撮影が多くを占めている。

急性期の脳卒中診療は血栓回収療法の適応時間拡大に伴い、画像診断による虚血コアやペナンブラの評価が重要となっている[1]。当院でも脳卒中の急性期診断・治療をさらに充実させることを目的として、全脳のCT Perfusion検査が可能なCT装置を対象に選定を行い、2020年1月にSOMATOM go.Top（以下、go.Top）を導入した。本稿では、go.Topの4D撮影であるFlex 4D Spiralや頭部CT Perfusion解析ソフトのsyngo.CT Neuro Perfusionの使用経験について述べる。

4Dデータを活用した脳卒中診療のワークフロー

急性期の脳卒中診療にあたってはTime is brainと言われる通り、時間を犠牲にすることなく、できる限り迅速に治療を開始する必要がある。当院では、全脳のCT Perfusion撮影を活用することで、血栓回収療法の適応判断に必要な虚血コアやペナンブラの体積、mismatch ratioの評価に加えて、4Dデータを用いた血管閉塞の診断にも役立てたいと考えている。4Dデータは任意の撮影時相を観察することで、撮影タイミングに依存せず閉塞血管の特定ができ、側副血行路の評価を行える利点もある。特に、従来の3D-CTA撮影を4Dデータで代用することができれば撮影回数自体を減らすことができ、被ばくや造影剤を低減するだけでなく、必要最小限の検査時間でスムーズに血管内治療に移行できる可能性がある。

go.Topに搭載されるFlex 4D Spiralは、患者テーブルの往復運動による繰り返し撮影によって、最大26.5cmの頭部4D撮影が可能となっている（図1）。従来は固定された範囲を繰り返し撮影するよう設計されていたが、Flex 4D Spiralでは任意の撮影範囲を設定できるように改良されている。一方、頭部CT Perfusion解析では収集データのサンプリング間隔がCBFやCBVなどの解析パラメータ精度に影響することが報告されている[2]。また、血栓回収療法の適応時間拡大およびその判定条件の根拠にもなっているランダム化比較試験のDAWN studyでは1.8秒以下のサンプリング間隔で4D撮影を行ったことが示されている[3]。go.Topでは1.5秒のサンプリング間隔で頭部CT Perfusion撮影をすることが推奨されており、約9cmの広範囲撮影が可能である。

図2に頸動脈ステント留置術後の症例に対して頭部CT Perfusion撮影を実施し、4Dデータからワークステーション（SYNAPSE VINCENT富士フイルムメディカル株式会社）にて作成した頭部3D-CTA画像（MIP画像）を示す。go.Topでは70kVで825 mAの高出力が可能なAthlon tube、および、デジタル検出器のStellar Detector、最新の3Dグリッドによる散乱線除去が可能であり、低線量でも画質を担保した低管電圧撮影が可能となっている。本症例では、70kVを用いて4D撮影を実施しているが、末梢血管の描出能は良好であった。今後、症例を重ねて被ばくと画質の両立を検討する余地があるが、4Dデータから急性期脳梗塞の閉塞血管の同定や閉塞長の計測に役立てることが可能と考えている。

一方、頭部CT Perfusion解析は本体コンソールに搭載されたsyngo.CT Neuro

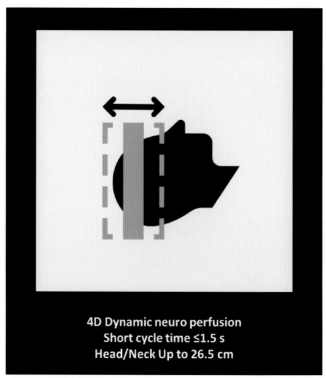

4D Dynamic neuro perfusion
Short cycle time ≤1.5 s
Head/Neck Up to 26.5 cm

図1　Flex 4D Spiralによる4D撮影
患者テーブルの往復運動による繰り返し撮影によって、最大26.5cmの頭部4D撮影が可能となっている。画像提供:Siemens Healthineers

Perfusionによって自動解析が可能である。まず、体動補正を行うmotion correctionが実施され、その後、ノイズ低減処理の4D noise reduction、そして、定量解析に必要な各種入力関数の設定は、すべて自動で行われる。虚血コアやペナンブラの体積計算は従来のCBFやCBVに基づく推定だけでなく、RAPID CTP（RapidAI）にも採用されているrCBFとTmaxによる推定も実装されている（図3）。国内ではRAPID CTPに加え、様々な解析ソフトウェアが使用可能になっているが、syngo.CT Neuro Perfusionによる虚血コアとペナンブラの算出はFDAで認証を受けており安心感がある。また、画像処理が自動化されているため、画像解析における一連の作業の煩雑さを回避でき、迅速な判断を迫られる救急診療でもスムーズな操作ができると実感している。

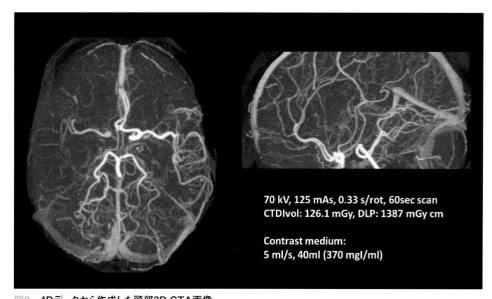

図2　4Dデータから作成した頭部3D-CTA画像
頸動脈ステント留置術後の症例に対して頭部CT Perfusion撮影を実施し、4Dデータから作成した頭部3D-CTA画像（MIP画像）を示す。

70 kV, 125 mAs, 0.33 s/rot, 60sec scan
CTDIvol: 126.1 mGy, DLP: 1387 mGy cm

Contrast medium:
5 ml/s, 40ml (370 mgI/ml)

今後の展望

急性期脳梗塞の画像診断において、我々の施設ではこれまでMRIによる血管評価と、虚血コア／ペナンブラ体積の評価を行ってきた。go.Topが導入されたことで、頭部CT Perfusion撮影が可能となり、急性期脳梗塞の治療方針決定に必要な情報をより短時間で取得できるようになった。MRIと比べて撮影時間が短く、モーションアーチファクトの影響を排除しやすいことや、検査の準備においても金属の対応などで有利であるため、今後は頭部CT Perfusion撮影による4Dデータを活用した脳卒中診療のワークフローを構築していきたいと考えている。また、新型コロナウィルス感染症（COVID-19）が蔓延期に入っている現在においては、感染防御対策を施しやすいCT検査を優

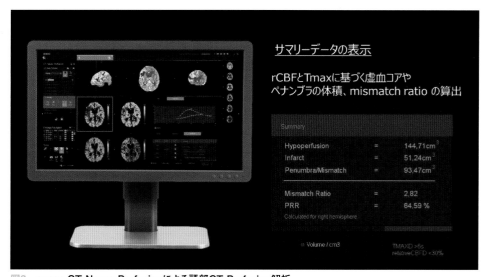

図3　syngo.CT Neuro Perfusionによる頭部CT Perfusion解析
画像処理が自動化されているため、画像解析における一連の作業の煩雑さを回避でき、迅速な判断を迫られる救急診療でもスムーズな操作ができる。画像提供:Siemens Healthineers

サマリーデータの表示

rCBFとTmaxに基づく虚血コアやペナンブラの体積、mismatch ratio の算出

Summary		
Hypoperfusion	=	144,71cm³
Infarct	=	51,24cm²
Penumbra/Mismatch	=	93,47cm²
Mismatch Ratio	=	2,82
PRR	=	64,59 %
Calculated for right hemisphere		

■ Volume / cm3　　TMAXD >6s　relativeCBFD <30%

先する脳卒中プロトコルも報告されており、感染管理上の意義も大きい[4]。そのためには、4Dデータから作成する頭部3D-CTA画像の撮影〜画像再構成までのプロトコルを確立し、虚血コア／ペナンブラ体積の評価については脳血管内治療医と共に精度検証を進めていきたい。

＜文献＞
1) 日本脳卒中学会脳卒中ガイドライン委員会編集 脳卒中治療ガイドライン2015 [追補2019]. 日本脳卒中学会 東京:協和企画, 2019.11
2) Kamena A. et al., Dynamic perfusion CT: optimizing the temporal resolution for the calculation of perfusion CT parameters in stroke patients. Eur J Radiol. 2007 Oct;64(1):111-8.
3) Nogueira RG, et al., Thrombectomy 6 to 24 Hours after Stroke with a Mismatch between Deficit and Infarct. N Engl J Med. 2018 Jan 4;378(1):11-21.
4) COVID-19対応脳卒中プロトコル(日本脳卒中学会版 Protected code stroke: JSS-PCS) V.1.2 2020年4月24日

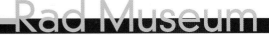

特集1｜2021年のRadiology—今年1年を完全分析!｜X線

P18～22　2021年 X線領域での動向
中央医療技術専門学校
中島正弘

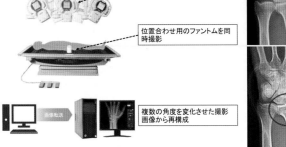

角度を変化させて複数枚撮影

位置合わせ用のファントムを同時撮影

画像転送

複数の角度を変化させた撮影画像から再構成

図3　ユニバーサルトモシンセシス①（島津製作所）

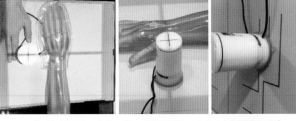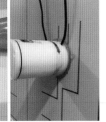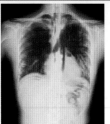

図4　ユニバーサルトモシンセシス②　角度検出ファントム（島津製作所）　　図6　呼吸器機能撮影検査

特集1｜2021年のRadiology—今年1年を完全分析!｜CT

P23～27　2021年のCT Radiology
一般財団法人 大原記念財団 大原綜合病院/NPO福島画像診断支援センター
森谷浩史

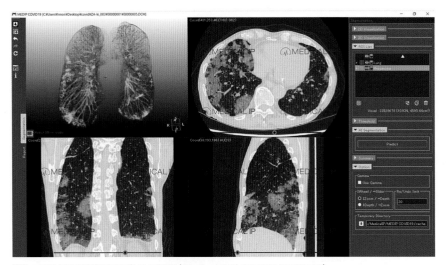

図3　COVID19肺炎CT画像のAI解析（Medical IP社:MEDIP COVID19）
当院のCOVID19肺炎事例をAIによる肺炎検出支援ソフトウェアで解析した。病変をマーキング表示してくれる。

特集1｜2021年のRadiology―今年1年を完全分析!｜核医学

P39～43　2021年における核医学のトレンドと最新動向
神奈川県立がんセンター 放射線診断・IVR科 部長
栗原宏明

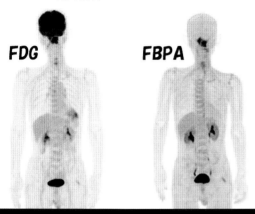

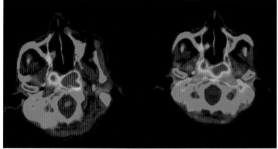

図2　FDG-PETとFBPA-PET（上咽頭癌）

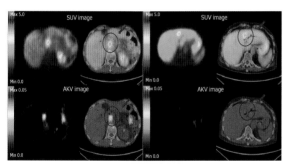

図3　パラメトリックイメージング例
右：胆管癌、　左：胆管炎
JNM 2011, 52(s1)No. 1975.

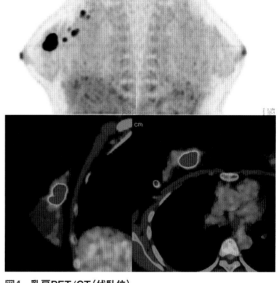

図4　乳房PET/CT（伏臥位）

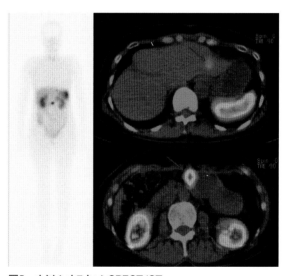

図5　オクトレオスキャンSPECT/CT
十二指腸NET、肝転移の症例。SPECT/CTにより、病変の局在が
はっきり剖出され、膵NETとの鑑別が容易である。

特集1｜2021年のRadiology　今年1年を完全分析!｜乳癌領域における画像診断

P44～48　乳房領域の2021年度 ～乳房MRI検診の増加に向けて～
東京医科歯科大学大学院医歯学総合研究科 画像診断・核医学講座
森　美央 ほか

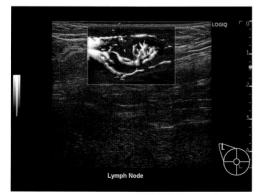

図4　MVI + Radiantflow™

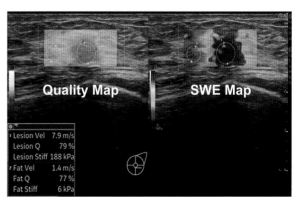

図5　Shear Wave Elastography

特集1 | 2021年のRadiology—今年1年を完全分析! | IVR

P51～55　今後期待されるIVRの未来は

国立がん研究センター中央病院 放射線診断科・IVRセンター
曽根美雪

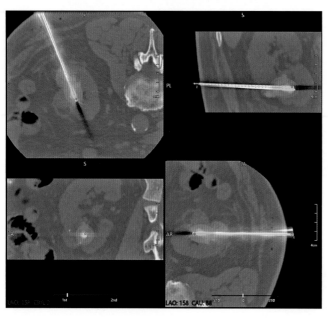

図1　腎癌凍結療法における支援ソフトウエア
凍結範囲のシミュレーションにより、セーフティ・マージンの範囲、追加治療の要否が判断可能。

特集1 | 2021年のRadiology—今年1年を完全分析! | 放射線治療

P62～66　定位照射の適応の広がり Stereotactic irradiation is becoming more important

さいたま赤十字病院放射線治療科
塚本信宏

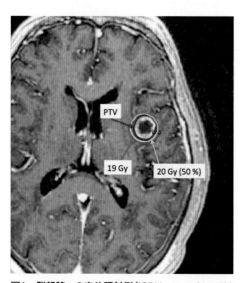

図1　脳転移への定位照射例（ICRU report 91 p. 103 Figure 7.2B）
69歳男性、非小細胞肺癌からの左頭頂葉転移2.17cm³に対し、50%線量（20Gy）曲線でPTVをカバーしている。わずかに外側に19Gy領域も示されている。

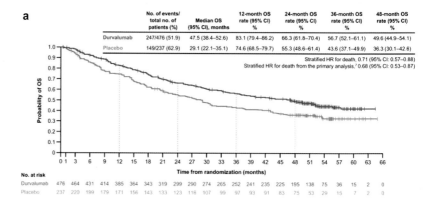

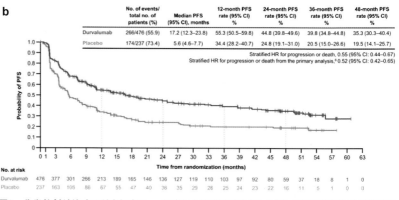

図2　化学放射線治療に続き免疫チェックポイント阻害薬を投与した群と化学放射線治療単独群の全生存率（a）、無増悪生存率（b）の比較（文献12）
全生存率も無増悪生存率も明らかな差をつけたまま推移している。

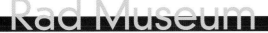
■ 特集1 | **2021年のRadiology—今年1年を完全分析!** | WS
P67〜73　ユニバーサルワークステーションへの進化 Evolution to the universal Work Station

独）国立病院機構 宮城病院 放射線科
立石敏樹

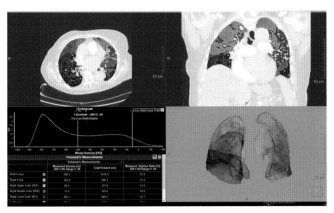

図1　CT COPD（ISP V12：PHILIPS社）
Improved advanced quantification of affected lung volumes
AIベースのセグメンテーションにより肺炎などの病変を含むデータの精度を向上。

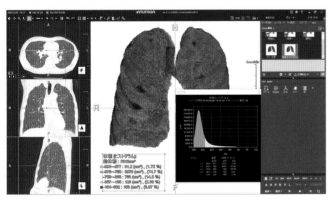

図2　Lung Density Analysis（iNtuition：TeraRecon社）
COVID-19の診断向けに開発された機能で、AI肺機能抽出エンジンが実装され、データロードと同時に肺マスクを自動で抽出し、各カラーテーブルに合わせた体積を算出できる。

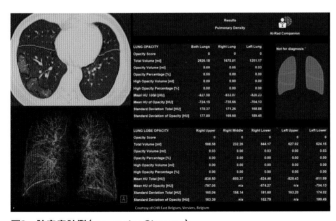

図3　肺密度計測（*syngo* via：Siemens）
胸部CT画像から肺および各肺葉を自動的にセグメンテーションし、肺密度計測を行い、肺密度が高い部位の体積,各部位での割合および平均 HU 値の自動計測を行う。

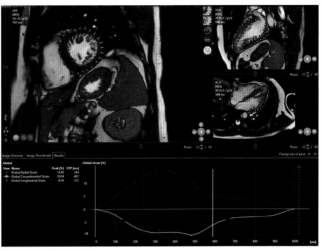

図4　MR Caas Strain Analysis（ISP V12：PHILIPS社）
Quantify myocardial strain
3方向のシネデータから心筋の詳細な動きを解析することにより、拡張型心筋症（DCM）、肥大型心筋症（HCM）などの診断とモニタリングのサポートが行える。

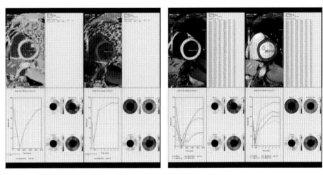

図5　T1MAP（iNtuition：TeraRecon社）
心筋のNuLL値を求めるLook Locker法を利用しT1MAPを作成し、ECV等の解析を行える。

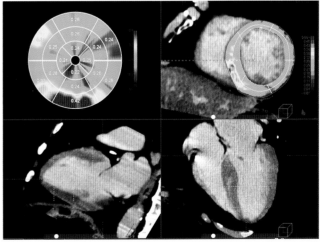

図6　CT心筋ECV解析（Ziostation2：Zio社）
ヨードマップデータを使用してECVを評価する。
非剛体位置合わせを利用し差分ボリューム計算で正確なECVを算出する。

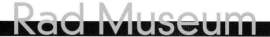
特集1｜2021年のRadiology―今年1年を完全分析!｜WS

P67〜73　ユニバーサルワークステーションへの進化 Evolution to the universal Work Station

独）国立病院機構 宮城病院 放射線科
立石敏樹

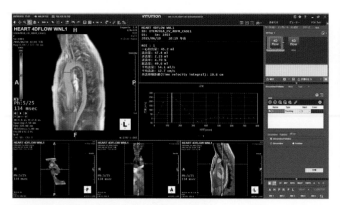

図7　MR 4D Flow（iNtuition：TeraRecon社）

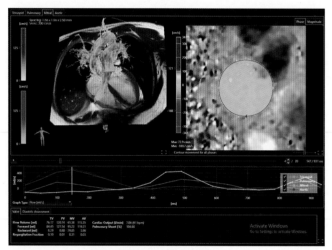

図8　MR Caas 4D flow（ISP V12：PHILIPS社）
For heart and main arteries
Artery module 4D Flowデータから主な動脈のフローパターンの可視化
Herat module 弁のフローにフォーカスし、フローパターンの可視化

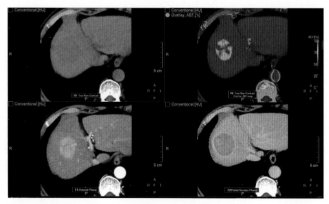

図9　CT Multiphase Analysis（ISP V12：PHILIPS社）
Creation of CT spectral and conventional AEF and ECV color maps
1つのアプリケーションでECV（Extra cellular Volume）と肝臓のAEF（Arterial Enhancement Fraction）を解析できる。

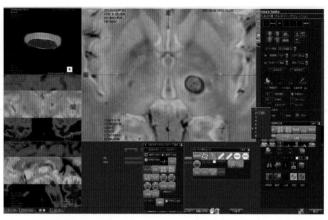

図10　Multi Data Fusion（Ziostation2：Zio社）
MRgFUSの際に用いるマルチデータフュージョン
最大8種類のデータを取り込める。

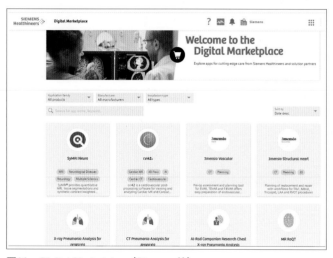

図11　Digital Marketplace（Siemens社）
インターネット上で様々なアプリケーションを取得できる。

Rad Museum

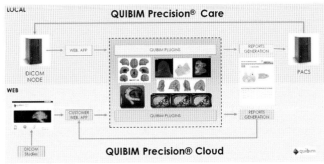

図1　QUIBIM Precisionの概要（出典：QUIBIM Precision® 2.8 USER MANUAL）

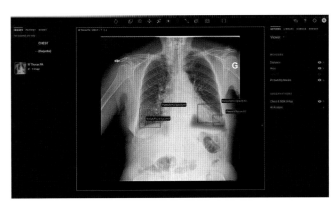

図2　Chest AI（Arterys社製）の操作画面例

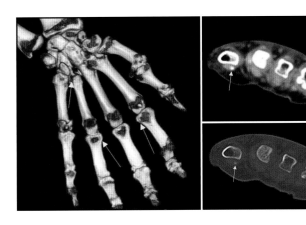

図1　**dual energy CTを用いた解析**
Siemens SOMATOM Definition Flashによる尿酸結石の描出（生前画像）。
尿酸結石は緑色の結節として描出されている。
単一エネルギーのみでは石灰化病変か尿酸結石かどうか不明だが、Dual energy CTによる解析を用いることで、尿酸結石とわかる。

a │ b │ c

図1　**フィリップスHPより引用**
　a　一般的なCT画像
　b　Calcium Suppression
　c　電子密度画像

MY BOOK MARK～本当に使いやすい製品がこの中に～｜File No.13

P102〜105 | 3D Non-selective balanced TFE冠動脈MR angiography

東京女子医科大学病院 中央放射線部
小平和男 ほか

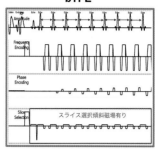
bTFE

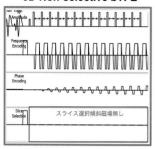
3D Non-selective bTFE

図1 従来のbTFEと3D Non-selective bTFEのシーケンスチャート
3D Non-selectiveではスライス選択励起をせず、RFパルスがブロックパルスになることでTRとTEの短縮が可能。

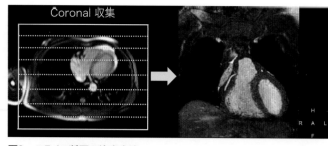
Coronal 収集

図2 スライス断面の決定方法
スライス断面は冠状断を選択し、スライス方向に対象を全て含むように撮像範囲を設定する。
このように撮像範囲を決定することで折り返しのない画像が得られる。

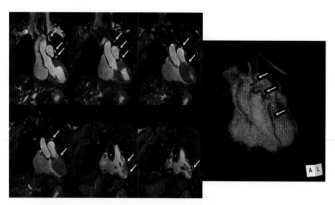
図6 冠動脈バイパス手術後（LITA-LAD）症例（HR：84bpm）
左内胸動脈（LITA）から前下行枝（LAD）へ冠動脈バイパスしている患者の冠動脈MRA。
3D Non-selectiveを用いた広範囲撮像によりLITAの起始部からLAD末梢部まで良好に描出されており、解剖の把握に役立つ。

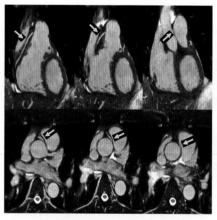
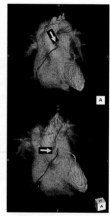
図7 右冠動脈起始部異常症例（HR：64bpm）
右冠動脈起始部が通常より高位であり、大動脈と肺動脈に挟まれる位置から分岐している。
横断像撮像による冠動脈MRAでは撮像範囲増加による撮像時間延長などの問題が想定されるが、冠状断撮像の3D Non-selectiveでは問題とならない。

MY BOOK MARK～本当に使いやすい製品がこの中に～｜File No.14

P106〜109 | 無料で使える画像閲覧・画像処理ソフトウエア
― DICOM画像から3Dプリントまで ―

京都医療科学大学医療科学部教授
江本 豊

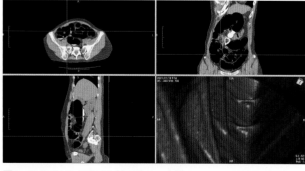
図2 OsiriX Liteで作成したEndoscopy像

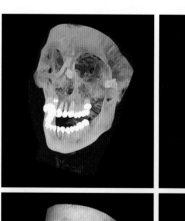
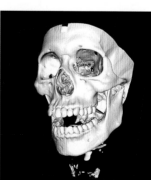
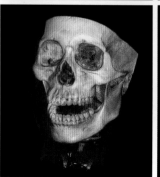
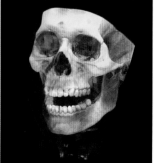

a	b
c	d

図1 OsiriX Liteで作成した3D画像
　　a Maximum Intensity Projection（MIP）像
　　b Surfece Rendering像
　　c Volume Rendering像
　　d Cinematic Rendering像

MY BOOK MARK ～本当に使いやすい製品がこの中に～ │ File No.17

P118〜121 │ 4D-imagingの呪縛からの開放 ～血流動態評価を可能にするアプリケーション～

地方独立行政法人 佐賀県医療センター好生館 放射線部

三井宏太

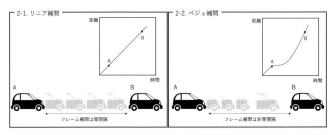

図1 代表的なフレーム補間技術

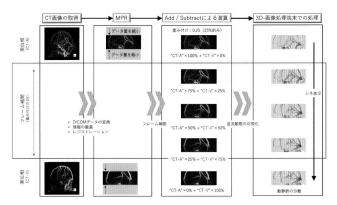

図2 add/subtractを利用した4D-imagingのフレーム補間方法

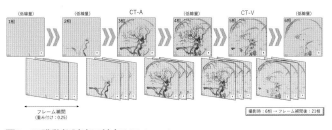

図3 硬膜動静脈瘻に対する4D-imaging

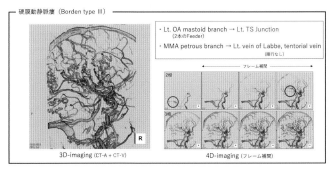

図4 硬膜動静脈瘻に対するフレーム補間

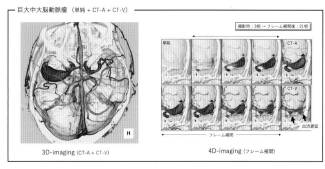

図5 巨大中大脳動脈瘤に対するフレーム補間

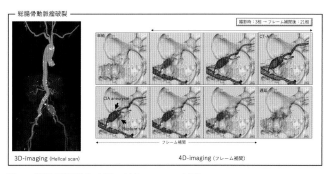

図6 総腸骨動脈瘤破裂に対するフレーム補間

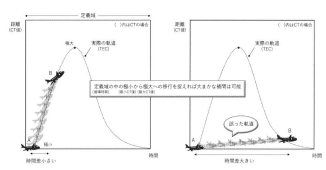

図7 実位相の時間軸がフレーム補間に与える影響

Nemoto

Mixing
Innovation

「攪拌」を、
システムで「革新」へ。

NEMOTO SPIRAL FLOW

インジェクターの革新が、
"SPIRAL FLOW"から始まります。

充実の機能を搭載して生まれた"PRESS DUO elite"。
その中核にあるのが、独自のミキシングチューブ"SPIRAL
FLOW"です。造影剤のジェット流化、生理食塩水の旋回流
化など、攪拌のあるべきカタチをシステマチックに構築した
"SPIRAL FLOW"は、かつてない画期的な３次元混合を
実現。より高精度な血管造影検査を実現したその小さな
デバイスは、"PRESS DUO elite"とともに、より診断能の
高いCTライクイメージングを提供します。

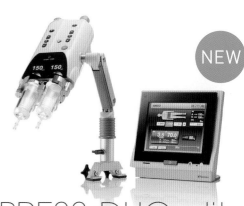

NEW

PRESS DUO elite
Dual type Contrast Delivery System for CT Like Imaging

株式
会社 根本杏林堂
www.nemoto-do.co.jp

Rad Fan 2021-4 APRIL CONTENTS

Vol.19 ／No.4 2021 April

特集

2021年のRadiology〜今年1年を完全分析!

連載

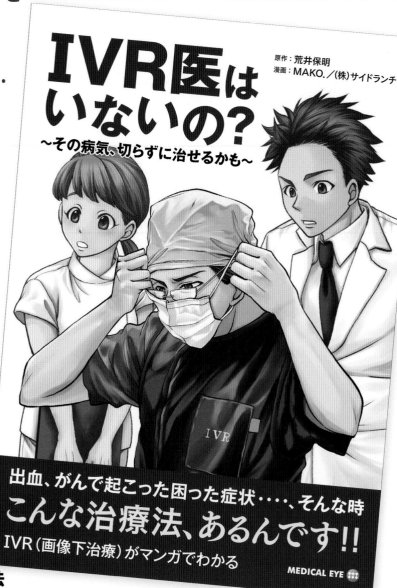

2021年のRadiology
～今年1年を完全分析～

X線

2021年 X線領域での動向
中央医療技術専門学校 中島正弘

CT

2021年のCT Radiology
一般財団法人 大原記念財団 大原綜合病院/NPO福島画像診断支援センター 森谷浩史

2021年CTのトレンドと動向について
みなみ野循環器病院放射線科 望月純二

MRI

AIと最新自動制御技術が変えるMRI検査のワークフローと画質改善のトレンド
社会医療法人共愛会 戸畑共立病院 画像診断センター 山本晃義

核医学

2021年における核医学のトレンドと最新動向
神奈川県立がんセンター 放射線診断・IVR科 部長 栗原宏明

乳癌領域における画像診断

乳房領域の2021年度～乳房MRI検診の増加に向けて～
東京医科歯科大学大学院医歯学総合研究科 画像診断・核医学講座 森 美央 ほか

IVR

今後期待されるIVRの未来は
国立がん研究センター中央病院 放射線診断科・IVRセンター 曽根美雪

線量管理戦国時代 ～IVRにおける診療放射線技師のタテ～
那須赤十字病院 放射線科/東北大学大学院 医学系研究科 保健学専攻 放射線検査学分野 増渕裕介

放射線治療

定位照射の適応の広がり Stereotactic irradiation is becoming more important
さいたま赤十字病院放射線治療科 塚本信宏

WS

ユニバーサルワークステーションへの進化 Evolution to the universal Work Station
(独)国立病院機構 宮城病院 放射線科 立石敏樹

AI

グローバルな医用画像診断プラットフォームの今後と課題
聖マリアンナ医科大学 医療情報処理技術応用研究分野 研究技術員 小林達明

オートプシー・イメージング

2021年のオートプシー・イメージング
東京大学医学部放射線医学 藤本幸多朗 ほか

2021年におけるオートプシーイメージングのトレンドと最新動向
筑波メディカルセンター病院放射線技術科 齋藤 創

被ばく低減

Medical radiation protection in a new era
国際医療福祉大学成田病院 五十嵐隆元

大腸CT

2021年の大腸CT
あかつきクリニック/イーメディカル東京 鈴木雅裕

PACS Innovation 2021

PACS Innovation 2021
熊本大学病院中央放射線部 池田龍二

2021年 X線領域での動向

中央医療技術専門学校｜中島正弘

　近年X線撮影領域では画像のディジタル化により様々なデータ利用がされている。Artificial Intelligence（AI）による画像診断支援は急速な開発が行われている。また、X線撮影においてもX線による形態診断（静）からX線画像情報からの機能診断（動）が行われるようになった。データ取得においても二次元画像データから三次元データの取得が行われることにより診断効率が向上したと考える。今回はこの2点に注目して私見を述べさせていただく。

　In recent years, various data have been used in the X-ray imaging area due to the digitization of images. Diagnostic imaging support by Artificial Intelligence (AI) is under rapid development. Also, in X-ray photography, functional diagnosis (dynamic) from X-ray image information has come to be performed from morphological diagnosis (static) by X-rays. In data acquisition, it is considered that the diagnostic efficiency is improved by acquiring 3D data from 2D image data. This time, I will focus on these two points and extend my personal opinion.

はじめに

　2020年はCOVID-19により全世界的に大変な年になってしまい、医療現場で働く医療従事者の皆さんには大変ご苦労をされていることと思います。それに伴いX線検査の分野でも同じだと思います。医療従事者の皆さんに敬意を表したいと思います。

2021年X線領域でのトレンドと最新動向

　今回は2021年X線領域でのトレンドと最新動向ということで、自分なりの希望的観測にすぎない点をご容赦いただきたい。

　今回の内容として静から動という観点からお話を始めたいと思う。フィルム・スクリーン(F/S)系からディジタルイメージングに置き換わって20年ほどたった現在では、F/S系ではできなかった技術が開発されている。今回はその中で、一般撮影での動態撮影とトモシンセシスに関して、私見を含めお話させていただく。

　X線画像では撮影対象のX線コントラストによる2次元画像として医療現場で使用されてきた。しかし、Image ReceptorのFlat Panel Detector(FPD)の開発によりワンショットの撮影から連続パルス撮影が可能となった。このことによりかつての断層撮影がDigital Tomosynthesis(DT)として使用されている。特にMammography(MMG)では、撮影装置に搭載され使用頻度が高くなっている。

　そのほかに自分の私見的な見解なのであるが、胸部の撮影においてはComputed Tomography(CT)と一般撮影の中間に位置していると考え、今後は胸部健康診断などの使用が期待できる。健康診断においてCT健診があるがCT健診よりも被ばく線量を抑えることができ、一般のCT健康診断と同等な検出率が見込めるのではないかと考える。また、装置の設備費もCT健診装置よりも抑えられるのではないか。DTに関してはこの後紹介するが、現在使用している一般撮影装置にDTシステムを組み合わせることにより、新しく装置の入れ替えを行わずにDT撮影が行えるようになった。一般撮影などで表現しづらい部位の骨折などの診断に大いに役立つと思っている。臨床例として手根骨の骨折例を提示する（**図1**）。これは自分の私見であるが、骨折後の経過観察においてDual Energy DT(DE DT)の活用もいかがでしょうか。DE DTにより骨折部位の骨再生の度合いを計測できるようなシステムができると大変興味がある。従来は2Dとして取得していたX線画像をDT撮影することにより、ボリュームデー

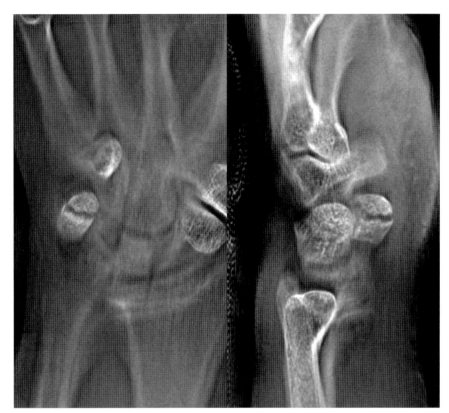

図1　手根骨骨折のトモシンセシス画像

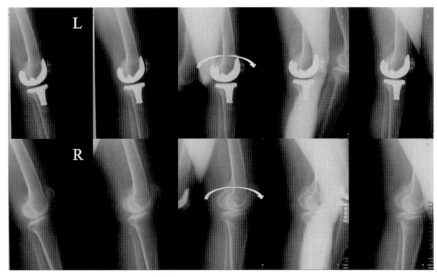

図2　パルス撮影による歩行時動画撮影

タとして取得し診断範囲を広げてくことが可能だと考える。

　次に今後期待されるシステムとしてパルス撮影による動態撮影がある。2年前に日本放射線技術学会で講演させていただいた内容であるが、一般撮影システムでの動態撮影により動画解析を行うシステムである。呼吸をしながら動態撮影を行い、肺全体の動きを解析できるシステムである。COPDなどの疾患による肺のボリュームが減少している状態を定量的に解析できる点は、一般撮影での動画解析として今後需要が増えていくと考える。このシステムで検査を行う場合はCTやMRIなどのシステムと違い臥位での撮影ではなく、立位での検査が可能になる。通常の生活環境に近い状態での機能撮影を行うことが可能となる。また同じシステムによる心拍変化に伴う信号値変化を抽出することが可能で、肺循環評価に応用できる可能性があり、緊急時におけるFirst choiceとして大変有効なシステムだと考える。動態撮影の活用法として整形外科による動態撮影も大変興味があるところである。例として変形性膝関節症の人工関節置換術（TKA）を行うときに動態撮影による動態撮影を行い、機能診断を行うことも可能である。歩行時の膝関節動態撮影を行い関節の通常の動きに対して、変形性膝関節症の患者様の膝関節の動きの変化を観察し、TKA術後の膝関節の動きと比較するなどの診断が行える（**図2**）。従来のX線検査では形態的なデータしか取得できなかったが、運動時の動態機能検査が可能となる。上記のようにDT撮影や動態撮影が可能になることにより定性検査から定量検査（機能撮影）が可能になり、まさにシステムや被検者の「静から動」への変化により、現在よりも診断価値の高い画像データの提供が可能になると考える。

　次に画像診断支援（CAD）はComputed Tomography（CT）をはじめMMG・胸部X線画像など広い範囲で使用されているが、近年AIやDeep Learningなどの開発によ

り一部の報告によると読影医を超えているという報告も出ているようである。このような中で支援診断から自動診断へと変化していくと考える。今後このAIやDeep Learningなどの使用法が多岐にわたって使用されると考える。例えば、一般撮影におけるポジショニングなどに使用することも可能だと考える。X線管側から被写体の画像を観察し、観察画像から投影像を予測することが可能になるのではないかと考える。以前は放射線技師の経験からポジショニングを決定することが通常であったが、AIなどによるアシストが行えることが可能になるとポジショニング不良による再撮影の確率をかなり減らすことが可能だと考える。それに加え被写体の体型も予測することにより適正な撮影条件も決定できるのではないか。適正撮影条件の決定により撮影条件不良による画像への影響や、放射線技師のミスなどによる不要な被ばくの抑制を行えると考える。今後、AI・Deep Learningなどを使用したシステム開発は、他のモダリティよりも放射線技師の技術・経験が必要であった一般撮影において、検査技術や取得データの解析方法などいろいろな変化をもたらしてくれると考える。

今回、いくつか私見を述べさせていただいたが、システムのディジタル化により、安全で診断価値の高い画像情報の提供が可能になっていくと考える。また、その背景には動態撮影可能なX線システムの開発やFPDなどImage Receptorの開発が必須である。今後の研究者やメーカーの開発などに期待するとともに今後の研究開発に期待したい。

注目システムの紹介

ここでは2つのシステムを紹介させていただく。

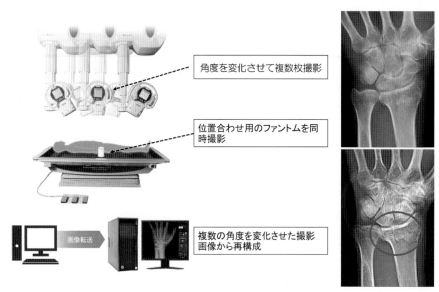

図3　ユニバーサルトモシンセシス①（島津製作所）

角度を変化させて複数枚撮影

位置合わせ用のファントムを同時撮影

複数の角度を変化させた撮影画像から再構成

画像転送

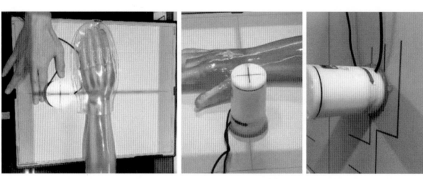

図4　ユニバーサルトモシンセシス②　角度検出ファントム（島津製作所）

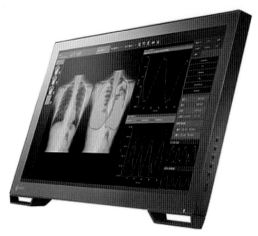

図5　X線動画解析ワークステーション「キノシス」KONIKA MINOLTA

前節でも触れさせていただいたがDTシステムをはじめに紹介させていただきたい。DTシステムについては何社か発売している。今回紹介させていただくのは、島津製作所のユニバーサルトモシンセシスシステムである。現在使用中の一般撮影装置とFPDシステムにより患者さんを撮影する際に、位置合わせ用の専用ファントムと一緒にX線管の角度を変えながら5〜7ショットの画像を撮影し、撮影画像を専用ワークステーションに転送してDT再構成を行えるシステムである。本格的にDT撮影を行う場合にはシステムでの設置が必要になるが、個人の整形外科医などの場合は現在のシステムに追加することによりDT取得が可能になる（図3、4）。

次にコニカミノルタのX線動画解析ワークステーション「KINOSIS（キノシス）」である。一般撮影において連続パルスX線照射により動画像の取得を行い各種動態機能検査が行えるシステムである。先に紹介したが、呼吸器系の動態解析が行えるシステムである。従来、呼吸器の診断に応用可能な解析を行う場合は他のシステムを使用するか、肺循環評価を行う場合は血管造影や核医学検査・CT・MRIなどの高額医療機器が必要であったが、一般撮影領域においてもそれら診断に寄与できる可能性のある技術が出てきた。高額医療機器での検査が必要なくなるとは言えないが、検査のFirst choiceとしては大変有用なシステムだと考える。今後、一般撮影における機能検査の先駆けとなるシステムだと確信している（図5、6）。

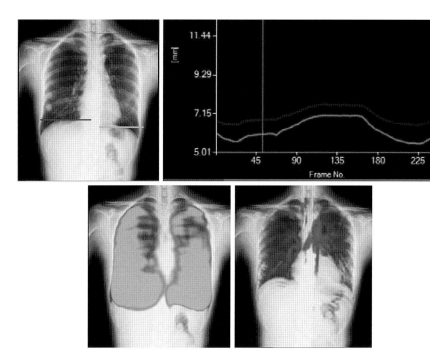

図6　呼吸器機能撮影検査

必読！ 注目の最新文献はコレ!!

最後に自分が参考にさせていただき、大変興味を持った論文を紹介させていただきたい。ディジタルイメージングにおいて先に紹介させていただいた内容はもとより、ディジタルイメージングを使用

した技術の論文を紹介したい。

今回はX線撮影領域での新しいシステムの紹介をさせてもらった。システムのディジタル化によりデータの使用法が変化している。FPDを使用したシステムに

よるデータ収集にはImage Receptorの開発はもとより発生装置の開発が必須になる。今後一般撮影におけるトータル的なシステムの開発により新たな画像解析が行えると考える。

X 線動画イメージングによる肺機能評価と多元計算解剖学の展開

1

田中利恵 ほか: Medical Imaging Technology, 38(4), 169-175. 2020

この論文ではFPDシステムの開発によりパルス撮影による連続画像から機能検査を行うシステムの構築を開発した論文である。ディジタルシステムだからこそなしえた検査システムの開発だと考える。この論文の興味を惹かれる点は、他のシステムでは行われていた機能検査であるが、高額医療システムではなく一般撮影システムで行える点だと思う。元来X線を使用した検査は多岐にわたっているが一般撮影領域において今後の発展を期待できる論文だと期待できる。

E ri Matsuyama: A Deep Learning Interpretable Model for Novel Coronavirus Disease (COVID-19) Screening with Chest CT Images

2

Journal of Biomedical Science and Engineering, 13(7), 2020

この論文ではDeep Learningを使用した自動診断を行うシステムの構築の論文である。自動診断を行う診断支援システムは今までに研究がなされているが、特定の病変に対しての診断システムの構築として興味がある。今後、いろいろな疾患に対しての診断システムの構築が行われることが期待される。

T sutomu Gomi, Masahiro Nakajima Dual-Energy Subtraction X-Ray Digital Tomosynthesis: Basic Physical Evaluation

3

Open Journal of Medical Imaging, 2(3). 2012

最後に少し古い論文であるがDual-energy（DE）におけるDTシステムの論文である。DEに関しては各種検査法が報告されている、X線エネルギー吸収差によるサブトラクション画像の作成により器質的な画像の作成が行える。DE DTによる2.5Dデータにより新しい診断画像が期待される。

2021年のCT Radiology

一般財団法人 大原記念財団 大原綜合病院/NPO福島画像診断支援センター │ **森谷浩史**

X線CTに関連する2021年のトレンドについて記した。画像診断センター、健診予防センター、地域医療連携室、遠隔画像診断、地域の肺がん検診精度管理などに関わっている視点から想像した。しかし、現在の感染拡大情勢から、COVID19感染に関係する内容が中心にならざるを得なかった。

I have described the 2021 trends related to X-ray CT. I imagined it from the perspective of being involved in the diagnostic imaging center, medical examination prevention center, regional medical cooperation room, remote diagnostic imaging, and quality control of regional lung cancer screening. However, due to the current spread of infection, the content related to COVID19 infection has become the main focus.

はじめに

2020年は世界が新たな感染症の脅威にさらされた年でした。2021年初頭、その猛威は爆発的に拡大しており、多くの感染者・死亡者・医療クラスターが発生しています。人類史上経験したことのない未曽有の事態に、水際で献身的に対応されている多くの医療スタッフに感謝します。また、感染あるいは濃厚接触をされた方にはご快癒を祈念します。

2011年の東日本大震災時に、福島県では原子力発電所事故の放射能汚染により、窓に目張りをして家の中に閉じこもり、外を歩くときはマスクと雨ガッパを着用するという経験をしました。情報が明らかにされない中で、福島県から立ち去る医療者も少なくありませんでした。今回のコロナ禍では、世界中が対策を考え、情報が公平に行き渡っていると感じています。

2021年のトレンドはコロナ禍の実体験を抜きには考えられません。画像診断センター、健診予防センター、地域医療連携室、遠隔画像診断、地域の肺がん検診精度管理などに関わっていますので、福島県の民間医療機関として欲しいものを想像してみます。(1月にこの企画をいただいていますので、初夢的な記載をさせていただきました。不謹慎に思われる内容もあるかと思いますが、コロナ禍の波が予想できないということでご容赦ください)。

2021年におけるCTのトレンドと最新動向

装置のハード面から、分解能の向上をさらに進化させたCTが登場している。超高精細CT(空間解像度)、動態機能CT(時間解像度)、デュアルエナジー CT(質的解像度)などである。これらの機能をさらに究める開発が続けられることを期待したい。

対象患者の面から、可搬型CT(病棟内撮影が可能な小型・ポータブル装置)、立位CT(さまざまな生理的診断へ)、超低線量CT(検診・健康診断・小児診療に対して、さらに線量を低減させる試みが続くと思われる)などが期待される。

ユーザインタフェイス、特に対コロナの面から、患者・操作者との接触を減らし、スループットのよい機能、自動消毒機能、音声入力、自動位置合わせ、自動患者認証、顔認証、自動体位確認などの実装が望まれる。

撮影後画像に対するアプリケーションの面から、ディープラーニングを用いたデノイズ処理、さまざまなAI診断が進化すると思われる。

救急から一般診療まで、迅速な全身CTが当たり前の状況になっている。脳出血・肺結節などの検出、コロナ疑い所見のアラート機能など、迅速なトリアージ機能に対応するAI診断が望まれる。

超高齢化・検診・健康予防の観点から、肺・心臓血管・骨・睡眠時無呼吸・嚥下

機能・腎などさまざまな臓器の機能評価が望まれる。コロナ禍により、ハイリスク基礎疾患の概念が周知されており、健常者に対する機能評価・加齢評価への要求が高まるものと思われる。

働き方改革の面から、遠隔診断、AI診断がさらに普及するであろう。

CTの分野で、今年売れそうな製品

各施設、自治体、国にお金がない。世界中がコロナ感染防御に予算を投入しているため、財政が厳しい。各種補助金・助成金を利用して導入可能なものを検討する必要がある。

1. 超高精細CT（空間解像度）

解像度が高いことで細かな構造が見える。現在使っていて、とにかく「見える」ことに驚く。従来の読影法が間違っていなかったことを、日常の診療の中で納得することがしばしばである。よく見えることは人間の本能的欲求に直結していると日々実感し、楽しんで仕事ができる。診療の質の向上、リスク低減に役立っている。コロナ所見も明瞭に見える。（**図1 超高精細CTによる肺腺癌画像**）

2. 可搬型CT（小型・ポータブル）

対コロナ戦略としての現実的要求である。性能的には低機能でよい。そのまま移動できてもよいし、組み立て可能なユニット構成でもよい。コロナ以外にも多方面へ活用できる。そんなことを夢想している。

3. さまざまなAI診断・DL画像処理

対コロナ、超高齢化・健康予防、働き方改革の面から予算要求しやすい。様々な

製品が登場し、活用されると思われる。（**図2 ディープラーニング再構成によるデノイズ処理**）

4. 感染対策

非接触型の操作性・装置の自動消毒装置が要求されると思われる。

5. スマートデバイスとの連携機能

個人の健康管理デバイスが売れる。特にApple WatchのSpO2センサーは魅力的である。接触アプリとSpO2はコロナ禍でも話題になっている。超高齢化・健康予防の点から個人の健康管理デバイスと装置や電子カルテとの連携機能が望まれる。

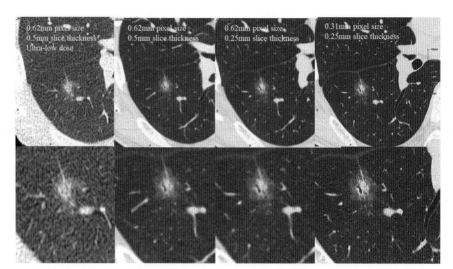

図1　超高精細CTによる肺腺癌画像（Canon medical systems: AquilionPrecision）
20mm径程度の肺腺癌の各種CT画像を示す。すりガラス濃度を主体にした肺腺癌の性状が超高精細CT（SHRモード: 0.31mm pixel、0.25mm slice厚）で精緻に描出されている。

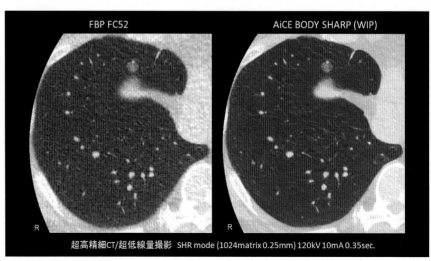

図2　ディープラーニング再構成によるデノイズ処理（Canon medical systems: AquilionPrecision）
超低線量肺がんCT検診画像に対するディープラーニング再構成（AiCE body sharp: WIP）。DL再構成により肺野構造と10mm径のすりガラス濃度結節が明瞭に描出されている。

2021年のCT Radiology

一般財団法人 大原記念財団 大原綜合病院/NPO福島画像診断支援センター｜森谷浩史

必読! 注目の最新文献はコレ!!

1

Sakane H, et al: Biological Effects of Low-Dose Chest CT on Chromosomal DNA.

Radiology.295(2): 439-445, 2020

CTの被曝の人体への直接的な影響を確認した論文。低線量CT肺がん検診の前向き比較試験の結果が集積しつつあるが、この論文は低線量CT撮影による染色体DNAへの影響が極めて小さいことを示した貴重な論文である。CT検診に携わっている人々に大変励みになる論文である。

2

Lei J, et al: CT Imaging of the 2019 Novel Coronavirus (2019-nCoV) Pneumonia. Radiology 2020. https://doi.org/10.1148/radiol.2020200236

Inui S, et al. Chest CT Findings in Cases from the Cruise Ship "Diamond Princess" with Coronavirus Disease 2019 (COVID-19) Radiology: Cardiothoracic Imaging 2020; 2(2): e200110 https://doi.org/10.1148/ryct.2020200110

2019年末に中国武漢で初めて認められた新型コロナウイルス感染(COVID19)は、2020年の初めから世界規模のパンデミックな蔓延を呈した。2020年1月、中国をはじめ、感染拡大とともに各国からCOVID19の医学情報が医学雑誌やインターネットに報告され、世界規模で情報共有がなされた。特にCT画像所見が早期に共有されたことにより、PCR検査が普及するまでの間の患者トリアージに大いに役立った。

当院でも、まだ足元に波が打ち寄せてこない時期に多くのCT画像に触れることができた。代表的CT画像を院内に周知しておくことができたため、実際の患者に遭遇した診療科医師から喜ばれた。稀有な状況であるが、ニュース速報的な論文の有効性を実感した。設定しているGoogle scholarからCOVID19肺炎関連の論文が多量に送られてきて、多量の情報にアクセスできたことも役に立った。

L in Li, et al: Artificial Intelligence Distinguishes COVID-19 from Community Acquired Pneumonia on Chest CT. Radiology.Mar 19. 2020, doi: 10.1148/radiol.2020200905

S eung-Jin Yoo, et al. Automatic CT Quantification of Coronavirus Disease 2019 pneumonia: An international collaborative development, validation, and clinical implication. July 2020 DOI: 10.21203/rs.3.rs-48290/v1

COVID19のCT画像に関しては、AIを用いた自動診断技術の開発が迅速に行われた。2020年3月に中国で遠隔診断可能なAIが構築され、韓国からスタンドアロンのAIが無償公開された。目的を絞り込んだフレームワークの作製はAIの得意とするところであろう。疾病の蔓延速度より早く画像診断体制を構築することが可能であることが実証された。当院事例を解析し、その機能を実体験できた。(**図3 COVID19肺炎CT画像のAI解析**)

3

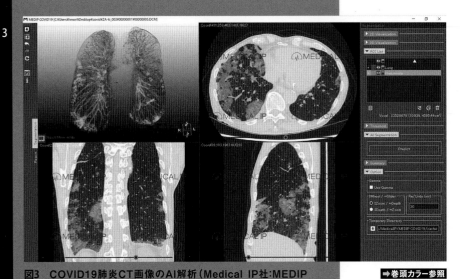

図3　COVID19肺炎CT画像のAI解析（Medical IP社：MEDIP COVID19）
当院のCOVID19肺炎事例をAIによる肺炎検出支援ソフトウェアで解析した。病変をマーキング表示してくれる。

➡巻頭カラー参照

NEWS!!

島津製作所、新製品TOF-PET装置BresTomeを発売!
― 頭部と乳房の検査に特化した 高空間分解能型半導体PET装置 ―

島津製作所は、3月1日、新製品TOF-PET装置BresTome（ブレストーム）の発売を機にオンラインメディア説明会を行った。

伊藤邦昌氏（専務執行役員医用機器事業部長）が挨拶に立った後、水田哲郎氏（医用機器事業部技術部PETグループ長）は、「新しく開発されたTOF-PET 装置は今までは頭部と乳房をそれぞれ違う装置で検査を行っていたが、このBresTomeは1台で両方の検査が可能になった。なおかつ従来機よりも、脳機能の検出性能が格段に向上。さらに、保険適用されている脳腫瘍やてんかんの臨床診療に加え、アルツハイマー型認知症（以下AD、日本の臨床では保険未適用）をはじめとする各種神経変性疾患の診療応用を支援している」と語った。

ほかにも同機は、高画質のPET画像を提供可能な高空間分解能、被験者の負担軽減にもなる低被ばくを実現しており今後の医療を支える大きな役割を担うことになるだろう。

本装置に対し、プロトタイプ機で共同研究を行っている近畿大学放射線医学教室の石井一成教授からも、「本装置は頭部専用PET装置として世界初の実用機としてその高い分解能をえることができ、今後増加する脳PET検査需要に応える画期的な装置になりうる。乳房専用機として

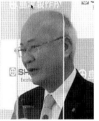
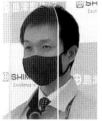

伊藤邦昌氏　　水田哲郎氏

も従来機より広い範囲で撮像でき腋窩リンパ節も撮像可能で臨床私用で大きな期待が出来る」と期待をにじませた。

島津製作所は今後、血液分析という分析計測技術と、PET画像診断と言う医用技術で連携することで、各種認知症の予防の確立、臨床診断研究、創薬研究などあらゆる分野にも貢献していくことであろう。

2021年CTのトレンドと動向について

みなみ野循環器病院放射線科｜望月純二

COVID-19の世界的な感染拡大は、画像診断領域の重要性を再認識させている。特にCTを用いた肺炎像評価は臨床に不可欠であり、近年のトレンドと言えるAI技術やdual energy CTを用いた新たな評価手法についての報告も相次いでいる。本稿では最新の動向を踏まえて、今後期待されるCT関連の技術について筆者の見解を述べる。

The worldwide spread of COVID-19 reaffirms the importance of the diagnostic radiology. In particular, pneumonia image evaluation using CT is indispensable for clinical diagnosis, and there have been a series of reports on AI technology and new evaluation methods using dual energy CT, which can be said to be trends in recent years. Based on the latest trends, this paper presents the author's views on CT-related technologies that are expected in the future.

はじめに

CT装置の技術革新は加速しており、現在では多くの病院にマルチスライスCTが導入されている。昨年より深刻な影響を与えているCOVID-19の診療において、CTによる肺炎像評価は適切な治療を行うだけでなく、感染を防ぐ意味でも不可欠な検査となっている。さらに人工知能（AI：Artificial Intelligence）を使用した解析が積極的に試みられており、次世代の診断補助ツールとしての期待も大きい。

また、dual Energy CT（DECT）は各機器メーカーが装置をリリースしたことで、全国的に普及しつつある。現在はいかにDECTを臨床診断に活用するか、積極的に議論し実践するphaseになってきたことを筆者も実感している。

CTにおけるAI技術の活用について

放射線診療の領域において、様々なモダリティでAI技術の導入が進んでいる。CT領域においては、撮影から画像再構成、画像処理、診断のほぼ全過程で効率化と高精度化を実現しつつある。

実際にGEヘルスケアやシーメンスヘルスケアは寝台を見下ろす位置に3Dカメラを配置することで、被検者情報を取得して撮影条件や画像再構成の最適化を図っている。CT検査においてポジショニングは重要な要素であり、赤外線を活用することで被検者の服などの影響もない3Dカメラによる評価が可能である。視覚的判断を超えて患者や撮影者によるバラツキを最小化し、瞬時に最適な検査条件を設定できればワークフローの改善が期待できる。

画像再構成ではDeep Learningを応用した手法がすでに臨床活用されている。世界で初めてDeep Learningを導入したのが、キヤノンメディカルシステムズのAiCE（Advanced Intelligent Clear-IQ Engine）である。AiCEはノイズ除去に教師画像としてMBIR（Model Based Iterative Reconstruction）を用いており、ノイズ成分とシグナル成分を識別し、空間分解能を維持したままノイズを選択的に除去している。また、キヤノンメディカルシステムズでは上位機種だけでなく80列CTでもAiCEが運用可能であり、今後多くの医療機関で導入され普及することが予想される。GEヘルスケアは、教師画像に十分な線量で撮影されたFBP画像を使用したTrue Fidelityをリリースしている。True FidelityはDECT装置から得られる、スペクトラル画像にも対応できるようになっており、人工的な合成画像になりやすい仮想単色X線画像（VMI：virtual monochromatic image）40keV画像等でも自然な画像補正が可能である（**図1**）。

2021年CTのトレンドと動向について

みなみ野循環器病院放射線科｜望月純二

Deep Learningを用いた画像再構成は、逐次近似再構成法で課題とされる再構成時間を短縮する面でも期待できる。

AIの臨床診断への応用は肺結節の抽出などに関して以前から試みられていたが、試験段階であり一般的なツールとして浸透するには相当の時間を要すると想像していた。しかし昨年のCOVID-19の流行は全世界的にAI技術導入を促す大きな転換期となった。日本は人口当たりのCT装置保有率は高く、COVID-19検査としてCT装置を活用することの効果は大きい。CT画像によるCOVID-19肺炎の評価は高い感度が報告されているが[1]、他のウイルス肺炎とoverlapする所見も多く現状CTの肺炎像のみで確定診断には至らない。しかし世界規模で様々な企業や大学を中心に診断支援ソフトの開発が行われており、CT所見単独で精度の高い診断が行える状況は整いつつある。

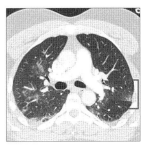

TrueFidelity GSI monochromatic images

1.25 mm, 40 keV
Iterative Reconstruction

1.25 mm, 40 keV
TrueFidelity GSI

TrueFidelity GSI iodine images

1.25 mm, 40 keV
Iterative Reconstruction

1.25 mm, 40 keV
TrueFidelity GSI

図1　TrueFidelity GSIによる画像再構成（GEヘルスケア・ジャパン株式会社提供）

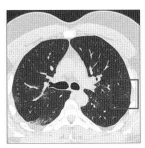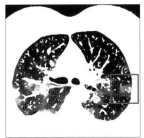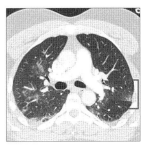

図2　電子密度画像によるCOCID-19評価　　　　　　　a｜b｜c
　a　従来のCT画像
　b　実効原子番号画像
　c　a及びbの2日後のフォローアップCT画像

dual energy CTの動向について

DECTはCT領域において最も注目を集めている技術であることは間違いない。CT値のみで構成された画像から、ヨード密度や電子密度などに基づく多様な画像化が可能となり、次世代ツールとして大きな期待を抱かせている。DECTはCOVID-19診療にも有用かもしれない。図2はDECTから得られる電子密度画像によるCOVID-19肺炎画像であるが、通常の画像と比較しより早期の段階で炎症所見を捉えている[2]。

DECTが各社からリリースされたことにより、事実上全国各地の医療機関においてDECTは日常的に運用されることになる。DECTの直接的メリットは造影剤使用量の低減である。通常用いられている120kVではヨード量を低減させるとCT値は低下するが、DECTから得られるVMIはヨード造影剤のCT値に影響を与えるため、低エネルギーのVMIによりCT値を上昇させることが可能となる。

造影剤低減は注入条件が重要であり、インジェクターの使用方法が肝になる。ここで根本杏林堂の「DUAL SHOT GX7」の造影剤低減モードのLDI（Low Dose Injection）を紹介する。このモードはコンソール上に造影剤と生理食塩水の割合が表示されるため、濃度を設定するだけで自動的に造影剤と生理食塩水の注入量が設定され投与される。当院では動脈系

の検査の場合、造影剤の注入時間と注入速度は変えず、ヨード量のみを減らし造影剤の低減を行っている。ヨード量を減らすことで造影剤のCT値は低下するが、低エネルギーVMIを用いることで十分なコントラストの画像を取得することが可能である。図は実際の造影剤低減プロトコールであるが、体重と低減割合を入力するだけで検査施行可能である（**図3**）。

当院で使用しているフィリップス社製IQonスペクトラルCTでは40keVから200keVまで1keV単位で任意のVMIを得ることが可能である。そのため、目的に応じてVMIのエネルギーを選択することが出来ることは大きなメリットである。しかし極端に低エネルギーや高エネルギー条件で画像構成すると、有意なSDの上昇はないものの人工的な画像となり見た目の違和感が生じる。この原因として、我々は低空間周波数領域のノイズが強く関係していると考えた。視覚的な違和感を低減させる方法はいくつかあるが、我々は金沢大学医薬保健研究域保健学系の市川勝弘先生が開発された、3次元クロスディレクショナル・バイラテラルフィルタ（3D-CDBF）ソフトウエアによってノイズ低減を行うことに成功している。3D-CDBFは市川先生の研究室のホームページより無料でデモソフトウエアがダウンロードできる。実際に3D-CDBFを用いることで低空間周波数領域のノイズを有意に低減させ、如実に画像の質感が改善することがわかる（**図4**）。

DECT画像の画質は従来使用していたFBPとは明らかな違いがあることから取り扱いには十分な注意が必要である。臨床応用に際しては、撮影を担当する診療放射線技師及び放射線医が依頼医と情報共有して、十分なコンセンサスを図ることが重要である。またDECTの効果的な普及のために、今後は施設間でDECTの臨床利用について装置メーカーに依存しない情報の共有が急務であると考える。

おわりに

本稿ではAIとDual Energy CTを中心に近年のトレンドについて取り上げた。しかし、装置技術の向上は上位機種のみならず、64列CTなどにおいても適用されている。特にAIを用いた画像再構成法は今後多くの施設で利用な可能な技術となることは間違いない。そのために、今後は新しい技術をどのように臨床に活かして行くのかが新たなトピックスになるかもしれない。

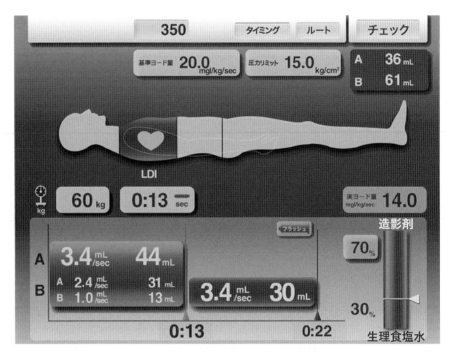

図3　「DUAL SHOT GX7」LDIの操作画面（株式会社根本杏林堂提供）

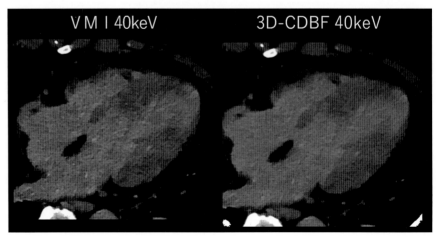

図4　3次元クロスディレクショナル・バイラテラルフィルタによるノイズ低減

2001年注目の CT装置

1. SOMATOM X.cite：シーメンス ヘルスケア株式会社（図5）

　AI技術による自動撮影システムを実現している装置である。特に注目すべき特徴はシングルソースのCT装置でありながら、最大1200mAの管電流出力を可能とする「Vectron」管球を搭載しているところにある。これにより70kVまでの低管電圧撮影も臨床利用できることが想像できる。また、シーメンスCTの特徴であるTin filter technologyによる被ばく低減も可能となることから、撮影条件の選択範囲は広がり目的に応じた検査を実現できると考える。

2. Revolution CT：GEヘルスケア・ ジャパン株式会社

　本装置はfast kV switching方式を採用したdual energy CTである。本文中でも示したように昨年より装置のバージョンアップによりディープラーニングを用いた画像再構成アルゴリズムTrueFidelity Image (TFI)をspectral画像にも適用できるようになった。このTrueFidelityにより解像度を保ちつつ、ノイズが多いThin Slice画像や仮想単色X線画像の40keVや50keVの低keV画像の画質が著しく向上している。物質密度画像においても病変をより明瞭に描出することができ、臨床利用に貢献することは間違いない。

3. Aquilion Lightning/Helios i Edition：キヤノンメディカル システムズ株式会社（図6）

　本装置は80列160スライスCTであるが、ディープラーニングを用いた画像再構成技術のAdvanced intelligent Clear-IQ Engine-integrated (AiCE-i)が搭載されたことは大きなインパクトがある。**図6**はCTDIvol 0.3mGyの画像であるがAiCE-iによるノイズ低減効果は顕著であることがわかる。特にCOVID-19の診療においてCTは大きな役割を担っているが、検査適応となる年齢層は広いため最適な撮影条件の設定が重要となる。また、薄いスライス厚の画像も必要になる背景においてもAiCE-iのノイズ低減効果の期待は大きく、多くの施設のニーズに応えられる装置であると考える。

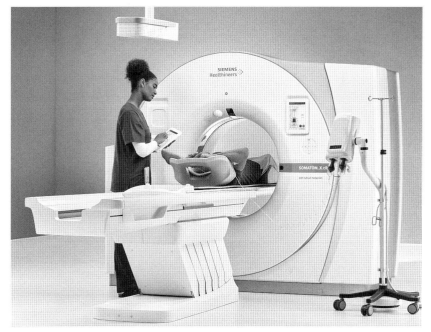

図5　SOMATOM X.cite（シーメンスヘルスケア株式会社提供）

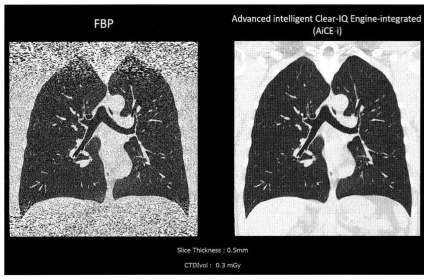

図6　AiCE-iによるノイズ低減（キヤノンメディカルシステムズ株式会社提供）

必読!

注目の最新文献はコレ!!

1. Decreasing the radiation dose for contrast-enhanced abdominal spectral CT with a half contrast dose: a matched-pair comparison with a 120 kVp protocol.

Sakabe D et al: BJR Open. 2(1): 20200006. Published doi: 10.1259/bjro. 20200006, 2020

　熊本大学病院 診療技術部の坂部大介先生の論文。高濃度の造影剤は CT 値だけでなく、電離放射線を増加させ臓器線量を増加させることが知られていたが、スペクトラルCT から得られる低エネルギー仮想単色 X 線画像を用いて造影剤を 50%低減した場合、平均臓器線量も低減することができるという報告。造影剤の低減は腎機能を考慮し行われてきたが、被ばく低減という新たな可能性を感じられる報告であり、ぜひ読んで頂きたい論文である。

2. Spectral CT Have a Potential Benefit in Coronavirus Disease (COVID-19)? Daoud B et al: American Journal of Roentgenology.

American Roentgen Ray Society;216(2): 349–354, 2021

　本文中で取り上げた、スペクトラル画像によるCOVID-19の評価による報告。こちらの論文ではフィリップスIQonスペクトラルCTを用いているが、電子密度画像が初期のCOVID-19患者の肺病変の範囲を評価するのに有効であるとされている。これは初回と経過観察画像を比較した場合、初回の病変の範囲が120kV画像と比較し電子密度画像の方が経過観察時の病変範囲に類似していたとされている。当院でも同じ装置を使用しているため、電子密度画像も使用した評価を実施しており有用性を感じている。

3. Spectral photon-counting CT in cardiovascular imaging.

Veit Sandfort, et al: Journal of Cardiovascular Computed Tomography, 2020

　フォトンカウンティングCTの冠動脈画像についての論文。フォトンカウンティングCTは空間分解能の向上など従来のCTと比較し潜在的な利点があると考える。本論文ではフォトンカウンティングCTの技術的な説明に加えファントムではあるが、ステント評価など画像を示したうえで有用性が述べられている。

〈文献〉
1) Ai T et al: Correlation of Chest CT and RT-PCR Testing for Coronavirus Disease 2019 (COVID-19) in China: A Report of 1014 Cases. Radiology 296(2): 2020
2) Daoud B et al: Could Spectral CT Have a Potential Benefit in Coronavirus Disease (COVID-19)? AJR Am J Roentgenol. 216(2): 349-354. doi: 10.2214/AJR.20.23546. Epub 2020 Aug 21. PMID: 32822225,2021

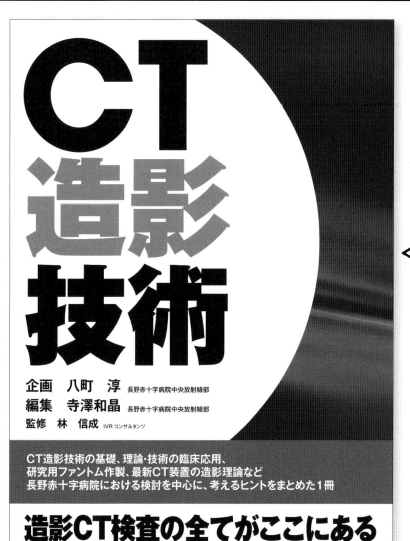

AIと最新自動制御技術が変えるMRI検査のワークフローと画質改善のトレンド

社会医療法人共愛会 戸畑共立病院 画像診断センター｜山本晃義

現在、人工知能（Artificial intelligence:AI）の医療分野への応用は確実に進んでおり、MRI検査の完全自動化も現実味を帯びてきた。これまでは検査のスペシャリストがワークフローや画質改善をけん引してきたが、近い将来、MRI装置に搭載されたAIがその役割の多くを担うことになりそうだ。これからも様々な場面での自動化は進み、業務内容や検査に対する従来の考え方は更新を余儀なくされるであろう。

The application of artificial intelligence (AI) to the medical field is steadily progressing, and full automation of MRI examinations is also becoming feasible. It is expected that automation of MRI examinations in all situations will evolve, we will be forced to make a shift in the work and policies of MRI examinations.

はじめに

MRI検査は難しい、撮像の高速化が進み業務量が急増している、MRI検査スペシャリストの養成には時間がかかり、検査スタッフの育成も容易でない。このような不安の声を、数年前から学会や研究会でも耳にするようになった。同じ頃、AIという言葉が盛んに使われるようになり、いつかAIがこのような問題解決の糸口になってくれるだろうと期待感が高まっていた。そしてここにきてようやく、医療分野で遅れをとっていたAIの社会実装が、本格的な動きを見せ始めた。事実、読影時にAIが診断をサポートするツールがすでに販売されており、ポストプロセッシングでデノイズを行うAIが実装されたMRI装置も臨床現場ですでに稼働している。本稿では、様々な装置メーカーの最先端技術のトピックスを取り上げ、AIに代表される自動制御システムによるワークフローの改善および検査の自動化について、そしてあらゆるMRI装置への実装が可能となりつつあるAIによる画質改善のトレンドを通して、これからのMRI装置の将来像について考えた。

ワークフローの改善と検査の自動化

MRI装置を操作する者にとって、ワークフローの改善は永遠のテーマと言っても過言ではない。このテーマに対して最近1、2年の間に様々な装置メーカーが、それぞれ独特の切り口でワークフローの改善に取り組んでいる。MRI検査全般の効率化を考える際に最初に押さえておくべきポイントは、受信コイルのセッティング方法や時間の問題である。頭部、頚部、脊椎撮像用の受信コイルは最近のものだと位置調整の手間がほぼないのでさほど問題はないが、腹部や四肢の検査では受信用コイルの配置やコイル形状が画質に少なからず影響を及ぼし、信号のムラやノイズが目立ってしまうこともある。また、正しいコイルセッティングを行うにはそれなりの経験と知識も必要となる。近年、GE社から発売されたAIRコイルは、その代表的なソリューションの一つと位置づけられるだろう。AIRコイルには頭部専用の「AIR Head Coil」と体幹部や四肢の検査にも応用可能な毛布型「AIR Anterior Coil」の2種類がある。特に四肢の検査に際し、この軽量かつフレキシビリティの高い毛布型のコイルならば検査対象部位への巻き付けも容易なため、コイルセッティング時間の大幅な短縮を見込める（**図1**）。

このコイルを用いた撮像時には、システムが自動的にコイルの位置や向きを把握し、撮像プロトコルに応じて最もSNRが高くなる最適な使用エレメント（アクティブ/非アクティブ）を自動で選択する機能（AIR Touch）により、あらゆる撮像部位に対して柔軟なコイル選択が可能と

なる。毛布型AIR Anterior Coilおよび付随する様々なアプリケーションは、セッティングから撮像に至るワークフローの改善に貢献できることもあり、このようなフレキシブルタイプコイルへの需要は今後ますます広がるであろう。最近ではキヤノンメディカル社も米国のRFコイル会社「QED」を傘下に収め、「3D Loop Weave Technology」と呼ばれる新たなフレキシブルコイルの技術開発を進めている。後発ではあるがフレキシブルコイルが今後どのような進化を遂げるのか、その動向も見守りたい。

以上に述べた受信コイルの軽量化と柔

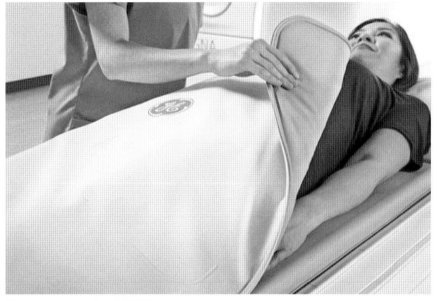

図1　AIR Anterior Coilの使用例
（GEヘルスケア社様よりご提供）

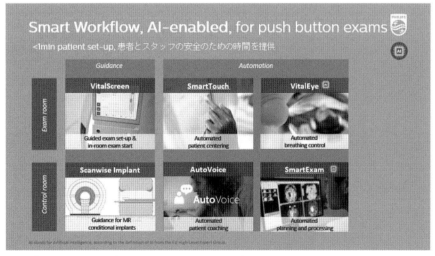

図2　「SmartWorkflow」を構成する要素技術
（フィリップス社様よりご提供）

軟性、高SNRを実現する最新技術に加え、ポジショニング時のワークフローの改善のためにもう一つエッセンスを加えるとすれば、検査部位の自動認識技術である。シーメンス社が提供する新たな機能の中に、ワンタッチで撮像目的部位を磁場中心へ移動させることができるものがある（BioMatrix Select & Go）。操作用インターフェイスはガントリー前面に搭載されており、この自動認識機能によって患者ポジショニング時の時間短縮を可能としている。フィリップス社では自動センタリング技術の実装（Smart Touch）に加えて、コイルのセットアップに際してバーチャルコーチによるガイダンス付きサポート（Vital Screen）が用意されているため、コイルのセッティングミスを減らすことができる。フィリップス社はこのような要素技術を集結させたワークフローのシステムを「SmartWorkflow」として提供している（**図2**）。

検査を効率化させたいオペレータを悩ます問題の一つに、デバイス装着不良による生体情報の取得エラーがある。呼吸同期を行うために患者さんへデバイスを装着させた際、装着部位や装着方法によっては生体情報取得に失敗することで検査時間が長くなってしまうことがある。その煩わしさを改善する目的で撮像時に横隔膜の動きをトラッキングするアプリケーションも登場したが、全てのシーケンスに対応できるわけではない。ここでは2社が提供する生体情報を取得するための新たなソリューションを紹介する。シーメンス社はスパインコイルに埋め込まれた呼吸センサ（BioMatrix Respiratory Sensors）によって呼吸情報を取得する手法を確立しており、実装済みの装置がすでに稼働している。この技術によって、患者さんを寝台に寝かせるだけで呼吸による臓器の動きが認識できるようになり、デバイスの装着や横隔膜トラッキングによる同期の設定が不要となった。一方フィリップス社は、体表面の動きを赤外線カメラでキャプチャーし、AIを使った画

像認識技術によって生体情報としてモニタリングする「VitalEye」という呼吸同期技術をすでに実用化しており、安定した呼吸同期撮像が可能となっている。

体幹部や四肢の領域に限らず、頭部領域のワークフローはどのメーカーも新たなコンセプトによって、大幅な検査の効率化を提供している。最後に日立製作所が提供している、撮像から画像処理までフルオートで完結させる機能「AutoExam」を紹介する。撮像に際しAIによる自動制御技術を採用しており、撮像条件設定、位置決め、画像処理、画像表示、画像保存、画像転送までのスキームをフルオートで実現している（**図3**）。この機能により撮像時間は半減し、検査時間を大幅に短縮できるようになった。特に撮像時間の短縮にはアンダーサンプリングと繰り返し演算処理（IP-RAPID）による画像再構成技術が大きく貢献している。

画質改善と
検査時間の短縮

近年の画像処理技術は飛躍的な進化を遂げており、AIによるアプローチはその成功の立役者でもある。特にAIによるデノイズ技術は画質改善のみならず検査時間の短縮にも大きな影響を与え、これまで盛んに研究が行われてきた圧縮センシング（Compressed Sensing；CS）と共にこれからのMRI検査には欠かすことのできない画像処理技術となるであろう。

ここからは画質改善を通じて検査時間の短縮を実現した様々なアプリケーションを紹介する。キヤノンメディカル社が世界で初めてMRI装置に搭載したAIによるデノイズ技術がAdvanced intelligent Clear-IQ Engine（AiCE）と呼ばれるDeep Learning Reconstructionを用いたポストプロセッシングデノイズ技術である（**図4**）。このDeep Learningのネットワークの

学習方法は、高周波成分のみを学習させて、画像コントラストの基本成分となる低周波成分は学習ネットワークから除外することにより、様々なコントラストの撮像に対して精度の高いデノイズを可能とする方法である。加えて、CSをはじめとした様々な高速撮像技術との併用も可能である。高分解能撮像時やSNRの低

い画像データに対してAiCEを用いることで精度の高いデノイズが可能となり、高画質かつ大幅な検査時間の短縮を実現できるようになった。

このようなポストプロセッシング技術に対して、いくつかのメーカーは新たな画像再構成アルゴリズムを用い、画質改善に向けた様々な技術を開発している。

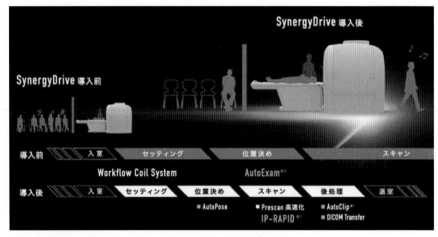

図3 「Synergy Drive」によるワークフロー改善システムの概念図
（日立社様よりご提供）

1.5T Spine Imaging

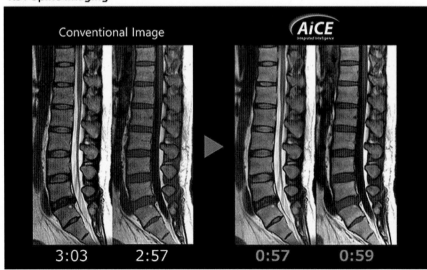

図4 AiCEを用いた1.5T装置による腰椎検査における時間短縮の例
（キヤノンメディカル社様よりご提供）

GE社では2つの画像再構成アルゴリズムを開発している。「AIR™ Recon」と呼ばれる技術では、プリスキャンで得られるノイズキャリブレーションデータを活用して、再構成アルゴリズムで背景ノイズを低減させ、さらに対象FOV外からのアーチファクト（折り返し等）も低減し、その結果としてSNRの向上が期待できる。もう一つは「AIR™ Recon DL」と呼ばれる技術で（国内未販売）、k空間のローデータ全体に対して直接Deep Learningアルゴリズムによる再構成を行っており、従来の再構成方法と比較して画像尖鋭度が向上し、ノイズやトランケーションおよびリンギングアーチファクトの低減効果が得られる。またシーメンス社は、「Deep Resolve」と呼ばれるAIを用いた新たな2つの画像再構成技術を開発した。一つはインテリジェントノイズマップを用いることで局所的なデノイズが行える技術で（Deep Resolve Gain）、高SNRの画像が期待できる。もう一つはDeep Neural Networkを用いて低分解能画像から高分解能画像を提供する技術（Deep Resolve Sharp）である。これらのAIによる再構成技術によって、高分解能、高SNR、時間短縮といった効果が同時に得られることとなる。フィリップス社では、パラレルイメージング手法のdS SENSEとCSが一体となった「Compressed SENSE」をデノイズに利用することで2Dと3Dのほぼ全ての撮像に対応しており、この技術によって画質劣化を抑えて撮像時間を大幅に短縮することができる。これからしばらくの間、AIを活用した様々な画像処理や再構成の開発は続くであろう。

まとめ

本稿で紹介したようなワークフローの改善や画質改善のシステムは、検査の効率化をはじめ人件費の削減にも大きな影響を及ぼす新たなソリューションとなり、今年のトレンドとなるであろう。そして、今後自動化の応用があらゆる部位へ進むと、画質の良し悪しが検査スタッフの知識やスキルに依存する従来のような検査はなくなり、誰が検査しても同等の画質が提供できる時代へと移り変わり、MRI検査が完全自動化される日もそう遠くはないであろう。その行く末を想像すると、これらのソリューションが生み出す先には「後進国への遠隔医療支援」というグローバルプランがあることを想起させ、今回紹介した数々の要素技術開発はあくまでそのマイルストーンなのかもしれないとも思わされる。

MRIの分野で、今年売れそうな製品

・MRI対応患者モニタリングシステム「Pimot」（株式会社杏林システマック）

このモニタリングシステムは3T MRI装置のガントリー直近でも使用可能な生体情報モニタであり、非磁性ユニットの採用により標準構成でECG、SpO2、NIBP、EtCO2、心拍数、体温の測定が可能である。本体にはリチウムイオンバッテリーが搭載されており、MRI検査室内はもとより病院内のあらゆる場所を1台でカバーし、シームレスに幅広く利用することができる。

・SpO2測定機能搭載MRI用非磁性輸液ポンプ「MRidium（エムリディウム）3860+」（株式会社杏林システマック）

こちらも3T MRI装置のガントリー直近でも使用可能な非磁性輸液ポンプである。SpO2測定機能も搭載されており、ワイヤレスリモートと組み合わせると本体と同じ画面を操作室で監視することも可能となり、日常診療に大いに役立つものと思われる。

・LED布製フォトプリントライト「SKY LIGHT」（Sansei社）

これは殺風景な検査室内を明るい空間に一変させるバックライト付き布製スクリーンである。本製品は、鮮やかなグラフィックのペイントが施された布地をLEDライト入りのフレームに貼る構造となっている。コロナ禍で物々しい院内の雰囲気を和らげる、患者さんへの癒しのツールとして、今後の需要の増加が見込まれる。

必読! 注目の最新文献はコレ!!

1 Chang M et al: Deep learning for undersampled MRI reconstruction.

Phys Med Biol. 2018

U-netによる deep learningとk空間補正の2つのコンポーネントにより構成された手法で、アンダーサンプリングデータから新たなk空間データを生成し、逆フーリエ法で再構成画像を生成する手法を提案した論文である。この手法はサンプリング数を減らしたk空間データを再構成に利用し撮像時間の短縮を図る目的で提案された。これからdeep learningを使った再構成手法を勉強しようと考えている方にはお勧めの論文である。

2 Shivaprasad A.C et al: Automatic motion correction of Musculoskeletal MRI using DSLR camera.

Magn Reson Imaging. 2018

受信コイルに置かれたチェッカーボードをデジタル一眼レフカメラでキャプチャーし、これをマーカーとして被験者の動きのトラッキングに用いることで被験者の動き補正に応用することを目的とした論文である。今後はこの手法のように、患者さんに直接デバイスを装着して生体の情報収集を行うのではなく、光学的なアプローチから動き補正を行う手法がトレンドとなりそうだ。

3 日 永田智絵: Deep Emotion: 感情理解へ向けた深層感情モデルの開発.

人工知能. 1号. 2021

近年、人工知能を使った感情の研究が注目を集めている。ロボットが人間社会に認められるには相手の感情を理解、共感して行動することが求められる。この論文では感情理解を行うための深層学習モデルが提案されている。このようなモデルがいつかはMRIに搭載され、患者さんのニーズに合わせた検査の自動化に応用される日が来ることを想起させる論文である。

2021年における核医学のトレンドと最新動向

神奈川県立がんセンター 放射線診断・IVR科 部長 | 栗原宏明

核医学診断の分野では、2002年にFDG-PET検査が保険診療化されて以来、PET検査の普及が大きく進んだ。その分、骨シンチグラフィや心筋シンチグラフィ検査など、シングルフォトン核種の薬剤による検査は減少傾向にあるものが多い。PET/CT装置は半導体型の機種が現れ、性能が向上した。核医学治療の分野では、本年度中にPRRTの承認が期待されている。新たな治療薬の出現により治療件数は増加が期待され、この傾向は数年続くと思われる。

The nuclear medicine (NM) contains diagnostic and therapeutic fields, and also it can be divided into some categories such as cardiac, neurological or oncological NM. The diagnostic NM includes scintigraphy, SPECT, and PET examinations. In this recent decades, PET examinations have become widespread in Japan, whereas the case of scintigraphy and SPECT become decreased. The new models of semi-conductor PET/CT improved its imaging quality. In the field of NM therapy, approval of PRRT is expected within this year in Japan, and the number of NM radiotherapy is expected to increase with the advent of new therapeutic agents, and this trend is expected to continue for several years.

はじめに

　核医学の分野は核医学検査と核医学治療に大別され、また、疾患対象からみて脳核医学、腫瘍核医学、心臓核医学のようにも大別される。核医学検査の面白いところは、同じモダリティを使っても、投与する放射性薬剤の種類により全く意味の異なる画像が得られることであろう。核医学検査と言えば永らくscintigraphy/SPECTカメラを用いたシングルフォトン核種による検査が主役で、検査薬を変えることで骨シンチや心筋シンチ、脳血流シンチ、腎シンチ、肺血流シンチ、甲状腺シンチ、副腎シンチなど、多彩な検査が行われてきた。一方、ポジトロン核種によるPET検査に関していえば、2002年に本邦でFDGを用いたPET検査が保険診療として導入されて以降は、PET/CT、PET/MRI、半導体PET/CT装置といった新たなモダリティが開発されてきているが、用いられる検査薬はほぼFDGである。基礎研究・動物実験レベルではF-18標識アミノ酸やGa-64標識ソマトスタチンアナログ、Cu-64票域抗体など、多くのPET検査薬が研究されているが、本邦では未だ承認されておらず、臨床現場ではPETの放射性薬剤を変えることで多彩な検査を行う環境は実現できていない。

　核医学治療の分野においては、近年、欧米を中心にLu-177 PSMAなどの新たな治療用放射性薬剤が開発され、注目されてきている。本邦でもNETに対するLu-177を用いたPRRTが申請中であり、早晩承認されるものと期待している。

核医学検査の動向

　日本アイソトープ協会が2018年に発表した第8回全国核医学診療実態調査報告書(調査年月：2017年6月)によると、シングルフォトン核種の検査は実施施設がわずかに減少(1,156施設)、推定年間検査数も減少傾向(約1,083,800件)である。そのうち、骨シンチグラフィが約32%、脳血流・脳神経伝達系シンチグラフィ約31%、心筋シンチグラフィ約28%、リンパ・センチネルリンパ節シンチグラフィ約3%であり(図1)、上位3項で検査の大部分を占める。骨シンチグラフィ、心筋シンチグラフィは総数が近年減少傾向であるが、FDG-PET検査や冠動脈CT検査に移り変わっているのであろうか。脳血

流・脳神経伝達系シンチグラフィはほぼ横ばいである。^{67}Gaや^{201}Tlを用いた腫瘍シンチグラフィはFDG-PET検査の導入以降減少が著しい。以上が2017年までの統計上の検査数動向であったが、この一年世界中で蔓延したCOVID-19以降、核医学検査、特にシングルフォトン核種を用いた検査は一段と検査数が減少したように体感している。不要不急の検査であるとは思いたくないが、次回の全国核医学診療実態調査報告書では、シングルフォトン核種を用いた検査件数は一層厳しいものになる予感がする。

一方、PET検査は保険診療化されて以降、順調に検査数を伸ばしており、普及が進んでいる。これには2006年に製薬社からFDGを購入できるようになり、院内にサイクロトロンなどのFDG製造施設を持たなくてもPET検査を実施できるようになったことが大きい。2017年には全国389施設でPET検査が実施されているが、このうち243施設では製薬会社からFDGを購入してPET検査を実施している。FDG-PET検査の多くが悪性腫瘍診断の目的に実施されているが、他にも心筋サルコイドーシス、大血管炎、てんかん、心筋虚血の診断がFDG-PET検査の保険適用となっている。

また新たなPET検査薬として、アルツハイマー病診断のためのアミロイド製剤も薬機法で承認されており、これらが保険診療化されれば、さらなるPET検査の普及が期待される。2020年7月にはホウ素中性子捕捉療法(BNCT)が「切除不能な局所進行又は局所再発の頭頸部癌」の治療として保険適用が認められたが、PET核医学との関連においてはBNCTの際にホウ素キャリアとして投与されるボロノフェニルアラニン(商品名：ステボロニン)の腫瘍内濃度評価が可能な

F-BPA PET検査(**図2**)にも注目が集まる。F-BPA PET検査結果はBNCTの治療効果や治療計画、線量評価に直結する情報と期待されており、先行するアミノ酸PET検査薬であるC-11メチオニンを追い越して保険適用となるかもしれない。

核医学検査に関していえば2021年度以降もこのようなシングルフォトン検査の減少とPET検査の増加といったトレンドは大きく変わることはないであろう。

核医学撮像装置

核医学撮像装置は、ガンマカメラ、SPECT、PETといった単体型から、CTと一体化したハイブリッド型の撮像装置へと普及が進み、PET検出器の部分も半導体型へと進化した。PET/MRIはMRIの高い組織分解能とPETの組み合わせから骨盤や乳房、頭頸部、脳の分野では非常に有用な情報が得られるのだが、残念ながらその非常に高価な導入コストから普及が今一つ進んでいない。

現在稼働しているPET撮像装置はほとんどすべてがハイブリッド撮影装置と思われるが、初期に導入された光電子増倍管(PMT)型のPET/CTが耐用年数を迎え、この数年は新たに半導体型のPET検出器を持つPET/CTに更新されていくものと思われる。半導体型PET撮像装置では時間分解能、空間分解能、感度ともが飛躍的に向上し、比較的短時間で鮮明なPET画像を提供できるようになった。向上したマシンパワーを撮像時間短縮に向けることもできるし、パラメトリックイメージングなど画像研究に振り向けることもできる(**図3**)。検査時間を短縮させれば検査スループットは向上する。かくいう筆者の施設でも2020年12月より半導体PET/CTが稼働し、最短1検査約10分で撮像が可能となった。機器更新の際は半導体型

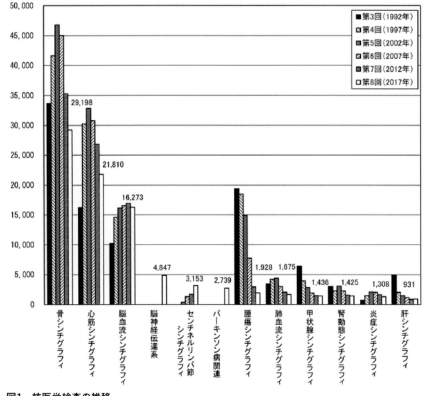

図1　核医学検査の推移
　　第8回全国核医学診療実態調査報告書より

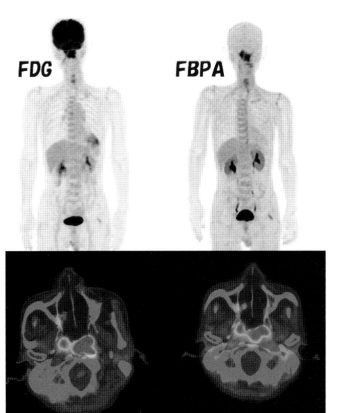

図2　FDG-PETとFBPA-PET（上咽頭癌）　➡巻頭カラー参照

図4　乳房PET/CT（伏臥位）　➡巻頭カラー参照

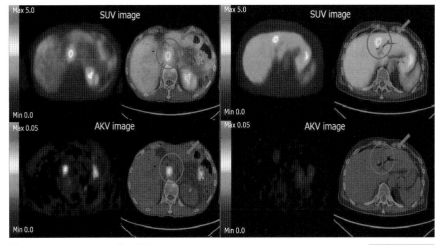

図3　パラメトリックイメージング例
　　右：胆管癌、　左：胆管炎
　　JNM 2011, 52(s1)No. 1975.　➡巻頭カラー参照

PET装置の導入を考慮すべきであろう。今後、検査需要が多い病院では半導体PET/CTの導入が進み、より高画質な検査をより多く実施できるようになるだろう。そして、需要の少ない施設は機器更新が進まず、淘汰されていくのかもしれない。PET検査を多数実施するようになった施設では、FDGを購入し続けるか、サイクロトロンを導入するか、という選択が生まれる。FDGを購入し続ける場合は、現状は1バイアル1回分のFDG製剤しか販売されていないため、毎回（当院の場合は10分毎に1回）、自動投与装置の内部回路を含めて投与ラインを取り換え続けなければならず、検査スループット向上の妨げとなる。PET撮像装置とともに自動投与装置も進歩していく必要がある。

　ハイブリッド型ではなくPET単体の撮像装置として臓器別の専用撮像装置がある。現在FDGと乳房専用PET装置による乳癌診断が保険適用となっているが、半導体PET/CTでも伏臥位撮像など工夫す

ると乳房専用PET装置に代わりうる画像を撮像できる(**図4**)。MRIにおいては「乳房MRI撮影加算」や「心臓MRI撮影加算」があるが、PET/CTにおいても局所を精密に撮像した場合は加算がつくように目指すことも一手ではないかと考えている。

PET検査のほとんどがハイブリッド装置に置き換わった一方、シングルフォトン核種を用いた検査では、ハイブリッド型SPECT/CT装置がなくSPECT対応ガンマカメラでのみ運用している施設も少なくない。SPECT画像はPET画像よりも空間分解能が低いが、SPECT/CTとすることで位置情報を補間でき、SPECT/CT撮像装置を導入するメリットは大きい。特にMIBG検査やソマトスタチン受容体シンチグラフィなどではSPECT/CTの真価が発揮される(**図5**)。こう書いておきながら、実は筆者が勤務する病院にSPECT/CTは導入されておらず、SPECT対応ガンマカメラを用いて検査を実施している。小職が赴任して2年、がん診療に特化した病院ならばSPECT/CTにすべきだと院内で言い続けたのだが、前述した通りシングルフォトン核種を用いた検査数は年々減少していることから、全く聞き入れてもらえない。やはり世の中お金がなければ何事も思うようにいかず、残念である。

核医学治療

2019年に「メタストロン注」の供給が停止になったが、従来より行われていた^{131}Iを用いた甲状腺機能亢進症と甲状腺癌の治療、甲状腺癌の外来アブレーション、^{90}Yを用いた悪性リンパ腫の治療、^{223}Raを用いた去勢抵抗性前立腺癌の骨転移の治療が保険診療として実施されており、第8回全国核医学診療実態調査報告書によると、2017年の核医学治療実施施設数は418施設、実施件数も14,033件と増加傾向である。核医学治療を実施する施設のうち、特別な放射線治療病室を有する施設は75施設で、ベッド数も総数167床と減少傾向から回復した。さらに、国内ではLu-177を用いた神経内分泌腫瘍(NET)の治療(PRRT；peptide receptor radionuclide therapy)が申請中であり、本年中には承認されるものと期待している。ほかにもPSMA(prostate specific antigen)を標的とした前立腺癌に対する核医学内用療法(Lu-177 PSMA、Ac-225 PSMA)や、低酸素を標的とした悪性脳腫瘍に対する核医学治療(Cu-64 ATSM)など、いわゆるセラノスティクスとしての核医学内用療法の研究が進んでいる。

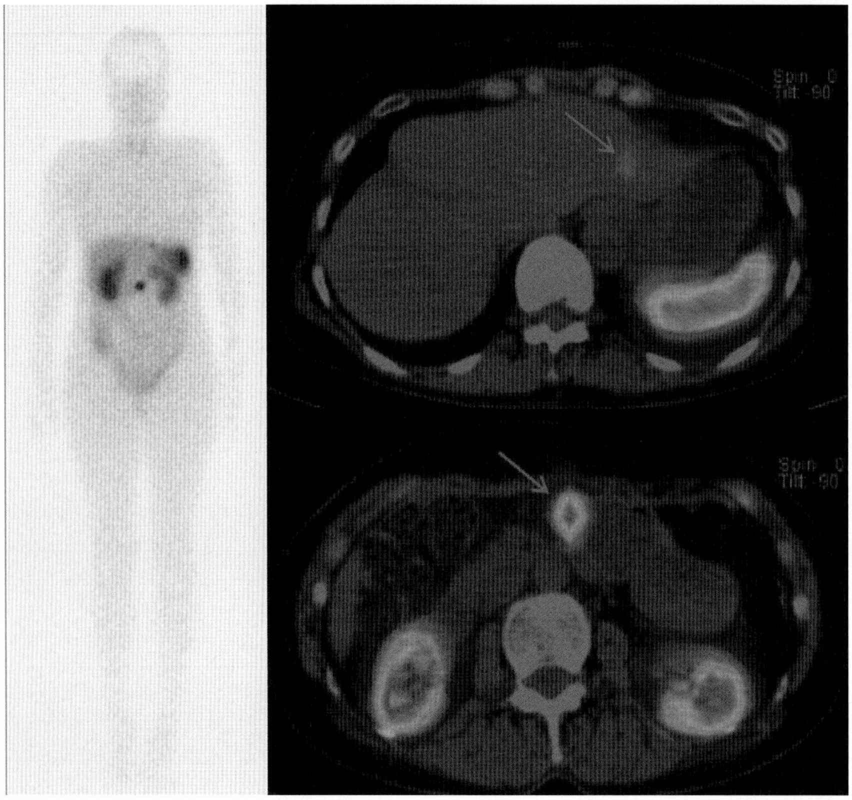

図5 オクトレオスキャンSPECT/CT
十二指腸NET、肝転移の症例。SPECT/CTにより、病変の局在がはっきり剖出され、膵NETとの鑑別が容易である。

➡巻頭カラー参照

今年結構売れそうな製品

1. 半導体型PET/CT

高価ではあるがスループットの向上が期待でき、現在PET/CT2台で1日20件前後のPET検査を実施している施設であれば、半導体型PET/CT1台に変更することで同数の検査を実施できる。画像品質も向上し、空いた検査室には臓器別専用PET装置を導入するなど、検査室を有効に活用できる。

2. オクトレオスキャン静注セット

NETの診断におけるソマトスタチン受容体シンチグラフィ検査薬。ＮＥＴの症例数は多くないが、本年度中にPRRTが承認されれば、その効果予測を含め、ソマトスタチン受容体シンチグラフィ検査が増加すると予想される。

必読! 注目の最新文献はコレ!!

1

Jonathan Strosberg et al: Phase 3 trial of ^{177}Lu-Dotatate for midgut neuroendocrine tumors.

N Engl J Med 376: 125-135, 2017

要旨：中腸由来のソマトスタチン受容体陽性進行NETを対象とし、[177]Lu-Dotatateの有効性を示した国際多施設共同盲検第III相試験である。[177]Lu-Dotatate + octreotide LAR投与群（116例）は、高用量octreotide LAR投与群（113例）に比べ、PFS、OSとも有意に延長した。

コメント：ルタセラのNetter-1試験結果報告。本邦でも申請中で、年度内に承認が期待される薬剤の治療成績で、4年前の報告であるが一読しておくべき論文である。

2

Katharina Sprute et al: Diagnostic accuracy of ^{18}F-PSMA-1007-PET/CT imaging for lymph node staging of prostate carcinoma in primary and biochemical recurrence.

J Nucl. Med. 62: 208-213, 2021

要旨：PSMAをターゲットとしたＰＥＴ薬剤[18]F-PSMA-1007を用いPET/CT検査の診断能を評価した。総病変数1,746、PET所見と病理を比較したところ、感度71.2％、特異度99.5％であった。3mm以上のリンパ節では、感度81.7％、特異度99.6％であった。

コメント：新規薬剤を用いたPET/CT検査の前立腺癌病期診断能に関する論文。PSMAをターゲットとした治療薬Lu-177-PSMA（The Lancet Oncology 19: 825-833, 2018）等の患者選択にも応用されていく可能性がある。

3

Antonia Dimitrakopoulou-Strauss et al: Kinetic modeling and parametric imaging with dynamic PET for oncological applications: general considerations, current clinical applications, and future perspectives.

EJNMMI 48: 21-39, 2021

要旨：FDG-PETのダイナミック撮像をはじめとするパラメトリックイメージングの現状と将来性を論評している。

コメント：PETのパラメトリックイメージングは古くからのテーマで、多くは1時間以上の撮像時間を要し、研究テーマとしては興味深いが実用的ではなかった。半導体PETが普及し高感度、高精度で計測できるようになったため、臨床現場でもパラメトリックイメージングが可能になってきた。

乳房領域の2021年度
～乳房MRI検診の増加に向けて～

1) 東京医科歯科大学大学院医歯学総合研究科 画像診断・核医学講座
2) 獨協医科大学 放射線部

森　美央[1]、藤岡友之[1]、
久保田一徳[2]、立石宇貴秀[1]

2020年度診療報酬改定で、既発症の遺伝性乳がん卵巣がん症候群（HBOC）患者における予防的乳房切除術および、予防的乳房切除を行わない際のフォローアップMRIが保険適用で施行可能となった。今後ますます増加するであろう乳房MRI検診について、その背景と撮像、診断方法について解説する。

In the revision of medical fees in 2020, preventive mastectomy for patients with hereditary breast cancer and ovarian cancer syndrome (HBOC) is covered by insurance, and follow-up MRI can be calculated as breast MRI addition. The EA1141 trial is underway to promote breast MRI screening not only for high-risk patients but also for women with an average risk of developing breast cancer. The abbreviated MRI protocol used in this trial reduce the acquisition time from 17 minutes using full dynamic protocol to 3 minutes. The diagnostic tree for this protocol is publicly available, and we have reorganized and presented it. We herein have explained the background, protocol, and diagnosis of breast MRI screening, which is expected to increase in the near future.

乳房MRI検診の現状とこれから

1. HBOCに関する2020年度診療報酬改定

2020年の診療報酬改定により、施設基準などの条件付きで遺伝性乳がん卵巣がん症候群（HBOC：Hereditary Breast and Ovarian Cancer Syndrome）の既発症患者における、乳がん未発症乳房の予防的な乳房切除術が保険適用となった。加えて乳房切除術を選択しなかったものに対するフォローアップMRIも保険適用となった。2021年度は乳房MRIの需要がますます高まると思われ、撮像方法や読影方法に関する情報をアップデートしておきたい。

2. HBOCにおける乳がんの特徴

HBOCとは、遺伝子的に乳がん、卵巣がんの罹患リスクが高い状態である。HBOCに最も関連するBRCA遺伝子病的バリアントのうち、BRCA1陽性乳がんの70％がエストロゲン受容体、プロゲステロン受容体、HER2受容体がいずれも陰性のトリプルネガティブ乳がんであり、BRCA2陽性乳がんでは70％をホルモン陽性タイプが占める[1]。

BRCA1/2陽性乳癌は、初期にはマンモグラフィや超音波では検出困難であったり、検診カテゴリー3あるいは2と判定されうる非特異的な所見を示することが多い[2]。

造影MRIの強みは高い検出感度であり、特徴的な所見を呈する前の小さな乳がんであっても、focusや小さな腫瘤として検出できる可能性がある[3]。

3. 乳がんMRI検診に関する動向

MRI検診の導入に向けて、2014年に発表されたKuhl先生らの省略型プロトコルでは[4]、通常では撮影に17分を要する乳房造影MRIを、①スカウト画像、②造影前T1WI、③造影早期相のみに省略することで、撮像時間を3分まで短縮することに成功した。読影は造影前後の差分画像およびそのMIP像のみで行われ、読影時間の短縮による検査コストの削減も提唱している。この省略型プロトコルを基に多施設前向き研究（EA1141トライアル）が進行中であるが[5]、詳細は後述の論文紹介を参照いただきたい。米国放射線学会が提唱するBI-RADSのカテゴリー診断においては、病変の形状に造影のkineticsを合わせて判定することが基本となるが、EA1141では省略型プロトコルにT2強調画像の撮像を追加して判定し

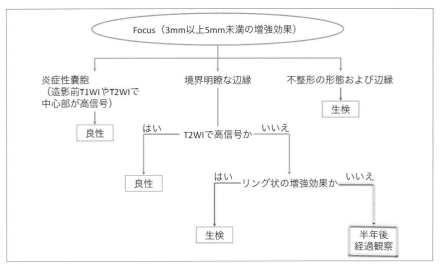

図1　Focusの診断樹

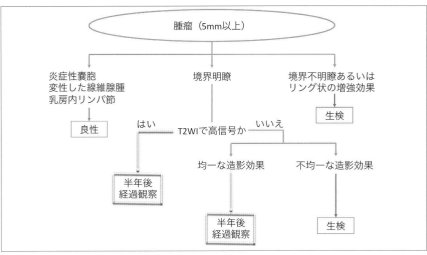

図2　腫瘤の診断樹

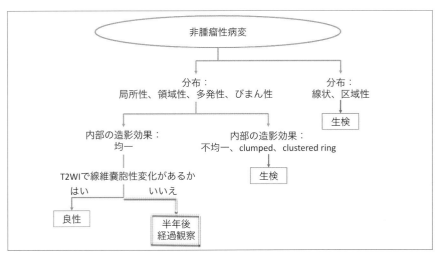

図3　非腫瘍性病変 (non-mass enhancement) の診断樹

ている。その概要を図示する（**図1〜3**）。例えば、境界明瞭な腫瘤においてT2強調画像で高信号を示す場合、半年後の経過観察が推奨されている（**図2**）。線維腺腫などの良性腫瘍や、増殖の比較的緩徐な乳がんを想定していると思われる。

本邦では2020年度診療報酬改定に合わせ、乳房MRI検査マニュアルが出版された[6]。HBOCを念頭においたスクリーニング／サーベイランスから乳がんの精密検査までがまとめられている。撮像方法の推奨のみでなく、MRIの安全管理も含めた形で作られており、ぜひ一読いただきたい。

4. まとめ

2021年度はますます増加するであろう乳房MRI検診について、その背景と撮像、診断方法について解説した。乳房MRIはBI-RADSやEA1141トライアルなどの診断方法が明確に提唱されている分野であるので、どうぞ苦手意識を持たず取り組んでいただきたい。

2021年度 ヒット商品予測

1. LOGIQ E10s（GEヘルスケア社）

LOGIQ E10sはGEヘルスケア社の最上位超音波装置である。病変ごとにフォーカスを調整する必要がなく、全視野・全深度で空間分解能とコントラスト分解能の高い画像を得ることができる（フルフォーカス）。

高精細血流表示（**図4**）や高機能のエラストグラフィ機能を有し（**図5**）、多数の客観性・信頼性の高いアプリケーションが搭載され、精度の高い画像診断に寄与する製品と言える。

2. BD EleVation™ バイオプシーシステム（株式会社メディコン）

米国で2020年1月に発売され、日本でもアジア初上陸としてこのたび販売が開始されたハンドヘルド型の超音波ガイド下吸引式乳房組織生検（VAB）装置である（**図6**）。充電式の本体に、ディスポーザブルのプローブ（針）を装着して使用するシステムで、針のサイズは10G、12G、14Gの3種類がある。当院では先行して発売された14Gを使用したが、セットアップは簡便で、本体は持ちやすく操作性もよい。針先端が鋭利でピアスも選択できるため、穿刺挿入に時間を要することも少なく、本体のヘッドライトが穿刺部位を明るく照らすため手技が円滑に行える。また、採取された組織は後方のコンテナに運ばれるので、針の抜き差しが必要なく、1回の穿刺で複数検体を採取することができる。細い針でも多くの組織が簡便にかつ安全に採取できることで、患者の負担を軽減するとともに診断能が向上することに期待している。

3. Cartesion Prime、Canon Medical Systems

デジタルPET/CTは、従来型検出器の光電子増倍管を半導体光センサに置換したものである。Cartesion Primeでは、time-of-flight時間分解能が280ピコ秒以下と著しく向上し（同社のCelesteionでは450ピコ秒以下、いずれも保証値）、結果としてSNRやコントラストが大幅に改善された。提示した当院の症例では、乳癌および小さな腋窩リンパ節転移が明瞭に描出されているほか、四肢の脈管や腹部臓器の描出も歪みが少なく非常に明瞭である（**図7**）。

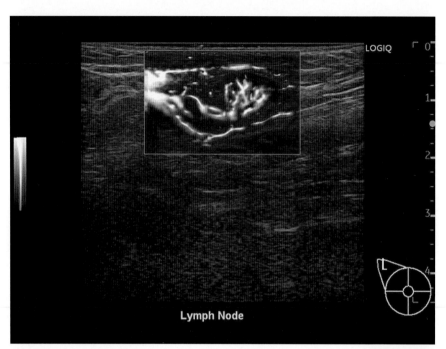

図4 MVI + Radiantflow™　　➡巻頭カラー参照

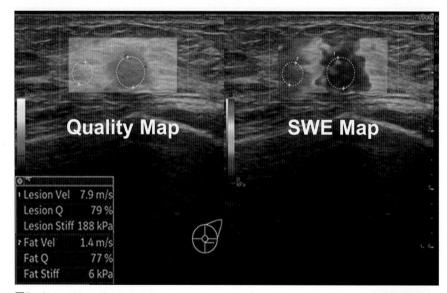

図5 Shear Wave Elastography　　➡巻頭カラー参照

〈文献〉
1) Ide Y et al: Frequency of high-risk hormone receptor-positive breast cancer patients was much higher in Japanese breast cancer patients with germline BRCA1/2 mutations than in sporadic breast cancer patients. The breast journal, 2020
2) Karbasian N et al: Albarracin CT, Hess KR, Gutierrez-Barrera AM, Whitman GJ. Imaging Features of Triple Negative Breast Cancer and the Effect of BRCA Mutations. Current problems in diagnostic radiology, 2020
3) Marino MA et al: Imaging Phenotypes in Women at High Risk for Breast Cancer on Mammography, Ultrasound, and Magnetic Resonance Imaging Using the Fifth Edition of the Breast Imaging Reporting and Data System. Eur J Radiol 106: 150-9, 2018
4) Kuhl CK et al: Hilgers RD, Bieling HB. Abbreviated breast magnetic resonance imaging (MRI): first postcontrast subtracted images and maximum-intensity projection-a novel approach to breast cancer screening with MRI. Journal of clinical oncology: official journal of the American Society of Clinical Oncology 32: 2304-10, 2014
5) Kuhl CK Abbreviated breast MRI for screening women with dense breast: the EA1141 trial. The British journal of radiology 91: 20170441, 2018
6) 乳房MRI検査マニュアル, 日本乳癌検診学会編集, 金原出版.
7) Weiss A et al: Validation Study of the American Joint Committee on Cancer Eighth Edition Prognostic Stage Compared With the Anatomic Stage in Breast Cancer. JAMA Oncol 4: 203-9, 2018

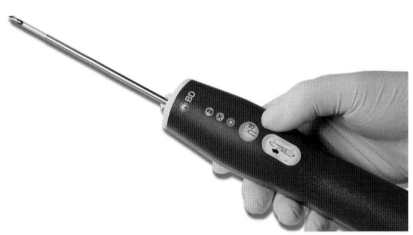

図6　BD EleVation™ バイオプシーシステム

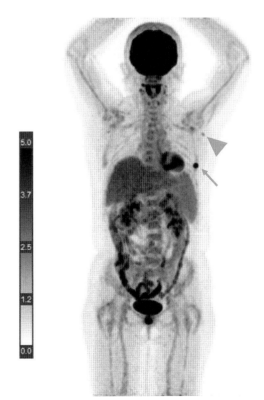

図7　60歳代女性、浸潤性乳管癌非特殊型、sT1cN1M0、ルミナルタイプ[F-18]FDG PETのMIP像
左乳癌の集積（矢印）および左腋窩レベルIリンパ節転移の集積（矢頭）が明瞭に描出されている。

必読!
注目の最新文献はコレ!!

デンスブレスト患者の検診のための省略型乳房MRI：EA1141トライアル

Abbreviated breast MRI for screening women with dense breast: the EA1141 trial [5]

【要旨】

マンモグラフィ検診により乳がんの早期発見が増加したが、過剰診断と過少評価はなお改善すべき問題である。デンスブレストなどの患者側の要因で乳がんが検出できない場合もあるが、乳がん自体の特性によってはマンモグラフィでは検出が難しい場合もある。見逃された乳がんは、マンモグラフィ検診間に進行した「中間期がん」として発見される。省略型乳房MRIは、撮像時間および読影時間が大幅に短縮され、検査コストを大幅に削減した新たな検診方法として提案された。

【コメント】

前項で紹介したEA1141トライアルの背景や要旨を解説した論文である。この研究の対象は、ハイリスク患者のみでなく、「平均的な乳がん罹患リスクを有するデンスブレストの女性」であり、トモシンセシスと省略型乳房MRIの有用性が評価される。

現在のところ、マンモグラフィを乳がん検診モダリティとしている国や地域が多いが、これはマンモグラフィのみが死亡率減少効果が統計学的に証明された唯一のモダリティであるとされてきたためである。ただし、癌死に関連する増殖の速い乳がんは、円形で石灰化を伴わないことが多く、マンモグラフィで検出できずに進行がんとなる場合がある。そこで著者らは、より検出感度の高い造影MRIを検診モダリティとして承認すべく、マンモグラフィのみでなく「画像診断によるスクリーニング」が死亡率減少効果を証明されたと解釈すべきであるという主張を学会等で行っている。今後の乳がん検診のトレンドを左右する重要なトライアルである。

乳がんにおける予後的病期分類の検証研究

2

【要旨】

目的：米国がん合同委員会（AJCC）による病期分類マニュアル第8版で新しく導入された、乳がんの予後的病期分類の検証研究を行った。

方法：初期治療として手術を選択された乳がん患者を対象とした。解剖学的病期（T、N、M）、に加え、腫瘍グレード、エストロゲン受容体、プロゲステロン受容体、HER2受容体を調査した。

結果：単施設におけるステージIからIIICの乳がん患者3327人について、解剖学的病期から予後的病期では29.5%がアップステージされ、28.1%がダウンステージされた。予後的病期分類を用いると、解剖学的病期分類に比べ、疾患特異的生存率はより正確に層別化された。また、大規模データベースより登録されたステージIからIVの乳がん患者54727人については、予後的病期では31.0%がアップステージされ、20.6%がダウンステージされた。予後的病期分類は解剖学的病期分類よりも有用であった。

結論：予後的病期分類は、単施設コホートと大規模データベースの両方で、解剖学的病期分類よりも正確に予後と相関した。乳がんの病期分類として使用することが勧められる。

【コメント】

　乳がんでは、生検あるいは手術検体から得られたバイオマーカ情報（腫瘍グレード、エストロゲン受容体、プロゲステロン受容体、HER2受容体）を基にした治療が一般的である。解剖学的病期（T、N、M）に加えて、これらのバイオマーカの状態が予後を左右することも広く知られている。2018年にAJCCは、このコンセプトを盛り込んだ「予後的病期分類」を提唱した。本研究では、この予後的病期分類が実際に予後と相関するかを検証している。

　実際にそれぞれの症例を解剖学的病期分類から予後的病期分類へ転換してみると、分類表が細かく、非常に煩雑である。さらに、検体が生検か手術かで用いる分類表が異なるため、混乱しやすい。コンセプトの理想は理解できるものの、現場医師の立場からはもう少し簡便な分類法がよいのでは、と愚考する。提唱されたばかりの概念であり、今後アップデートされていくかもしれない。

Validation Study of the American Joint Committee on Cancer Eighth Edition Prognostic Stage Compared With the Anatomic Stage in Breast Cancer[7]

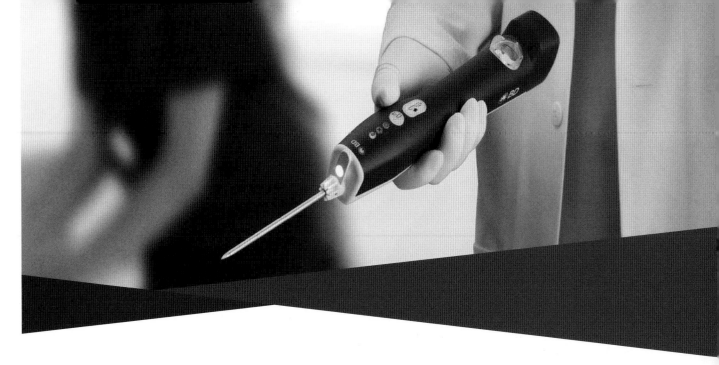

BD EleVation™ Breast Biopsy System

BD EleVation™ バイオプシーシステム

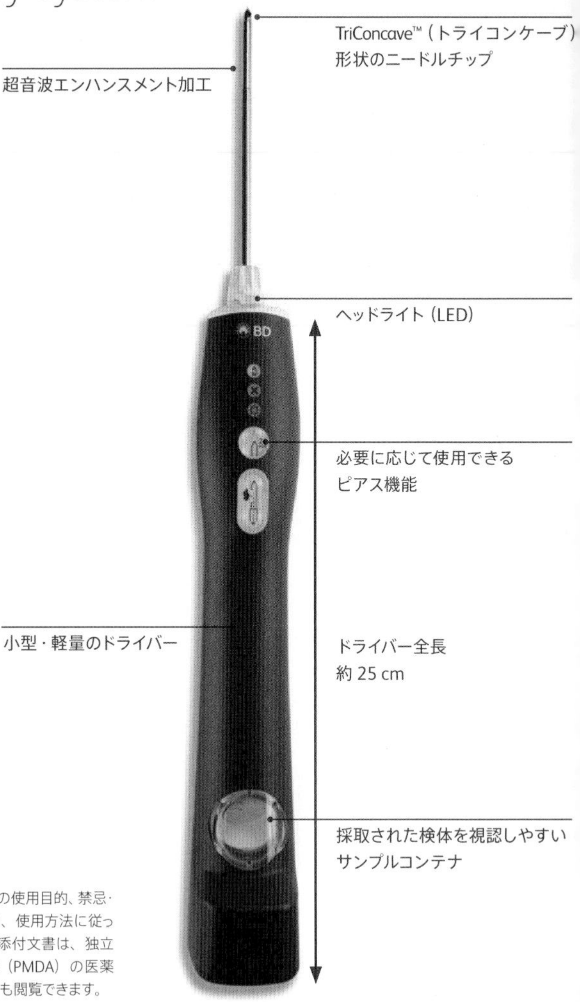

超音波ガイド下乳房組織生検は次の時代へ―

BD EleVation™ バイオプシーシステムは、単回の穿刺で複数の検体を採取する、人間工学に基づく乳房組織生検システムです。

- **Single Insertion Multiple Sample（SIMS™）** 単回の穿刺で複数検体を安定して採取できます。
- **短い検体採取時間** 1検体あたり約9秒 * で採取プロセスを完了します。
- **スマートモード** 必要に応じて検体採取プロセスを繰り返し、確かな組織採取をサポートします。
- **鋭利なニードルチップ** TriConcave™（トライコンケーブ）形状の鋭利なチップにより穿刺をサポートします。
- **選択可能なゲージサイズ（10G/12G/14G）** 症例に応じて柔軟な選択が可能です。

* 平均採取時間は非臨床試験における観察値であり、実臨床とは異なる可能性があります。試験方法により試験成績も異なる可能性があり、当該データは社内試験により得られた参考値として記載しているものです。

Elevate your expectations
詳細は弊社営業担当者までお問い合わせください。

販　売　名：BD EleVation バイオプシーシステム
認　証　番　号：302ADBZX00064000
クラス分類：[2] 管理医療機器
一般的名称：吸引式組織生検用針キット

（図中のラベル）
超音波エンハンスメント加工
TriConcave™（トライコンケーブ）形状のニードルチップ
ヘッドライト（LED）
必要に応じて使用できるピアス機能
小型・軽量のドライバー
ドライバー全長 約25 cm
採取された検体を視認しやすいサンプルコンテナ

・事前に必ず添付文書を読み、本製品の使用目的、禁忌・禁止、警告、使用上の注意等を守り、使用方法に従って正しくご使用ください。本製品の添付文書は、独立行政法人医薬品医療機器総合機構（PMDA）の医薬品医療機器情報提供ホームページでも閲覧できます。

・製品の仕様・形状等は、改良等の理由により予告なく変更する場合もございますので、あらかじめご了承ください。

製造販売業者
株式会社メディコン
本社　大阪市中央区平野町2丁目5-8　☎ 0120-036-541
medisuke.jp

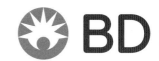

今後期待されるIVRの未来は

国立がん研究センター中央病院 放射線診断科・IVRセンター｜曽根美雪

2021年のIVR全般のトレンド、デバイスの動向、注目すべき論文について、概説した。全般のトレンドとして、(1)IVR支援ソフトウエアの実装と普及、(2)緩和IVRへの期待、(3)ダイバーシティ&インクルージョンの重視をとりあげた。IVRには、低侵襲、多種多様といった特長があり、今後もとどまることなく発展を続けると考えられる。

IWe are living in unprecedented and challenging times in the spring of 2021. We could not foresee how COVID-19 pandemic would affect our clinical practice in the hospital and our daily life at home. Similarly, the future is unpredictable. Nonetheless, I am trying to look at what is needed and what is expected by the interventional radiologists (IRs) in Japan in 2021. The following are to be discussed in this article: i) simulation and navigation software for IR; ii) opportunities in palliative IR; iii) importance of diversity and inclusion. Also, recommended devices and must-read articles are introduced.

はじめに

2021年は、新型コロナウイルス感染症拡大の中で幕を開けた。一年前には予想もしなかった、ウイズコロナの世界。最近では慣れっこになってしまったが、学会や会議はほぼオンラインになり、会場や飲み会の席でIVRのちょっとしたコツなどの情報を聞くことや、機器展示でデバイスに直接触れることができなくなった。

学会は、私などは遠くへの旅も大きな参加のモチベーションでもあったので、オンラインとなると参加を躊躇することも多い。

そういうわけで、トレンドをお示しする自信がないのだが、出張がない分、毎日診療に携わる中で、感じたことをお伝えしたいと思う。

2021年におけるIVRの動向の予測

1. IVR支援ソフトウエアの実装と普及

画像下に治療を行うIVRにとって、三次元画像を用いた術前のシミュレーションや術中のナビゲーションは親和性が高いはずであるが、それほど普及はしていない。自分の目と腕の方が信頼できる、あるいは機械に頼るのをよしとしない考え方もあるだろうし、待ち時間が長くて面倒そう、というのがIVR医の本音だろう。

肝動脈化学塞栓療法(transarterial chemoembolization：TACE)において、福井県済生会病院の宮山士朗先生が使用されている支援ソフト「EmboGuide」は、学会や論文で目にして使いたいと思った方が多いことだろう。何より、世界中のIVR医が目標とする匠の技術でTACEを行う「あの」宮山先生が使われていることのインパクトがとても大きい。テクノロジーは患者さんのアウトカムを最良にするために必要なものだと、認識が変わったように思う。現在、当院ではAngio-CTの画像を用いた支援ソフトウエアを企業と共同で開発および改良中であり、TACEのほかアブレーション治療の支援ソフトのプロトタイプを使用し、その効果を実感している(**図1**)。支援ソフトウエアは、まだ発展途上の技術ではあるが、種々の機器に搭載されIVR医の必須ツールとなると予測される。

2. 緩和IVRへの期待

臨床研究のプロジェクトなどで緩和医療の専門家とお話をする機会があるのだが、ありがたいことに、IVRへの期待の言葉をいただくことが多い。日本人の2人

に1人が生涯のうちがんに罹るとされ、がんと闘う、あるいは共存しながら過ごす時間のQOLを向上することは大きな課題である。IVRの認知度向上と活用促進が、求められている領域といえる。

先日、国立がん研究センター東病院の荒井保典先生が主導する臨床試験「有痛性骨転移に対する緩和的動脈塞栓術の即時的有効性及び安全性検証試験（JIVROSG/J-SUPPORT-1903）」が、日本腫瘍IVR研究グループ（JIVROSG）と日本がん支持療法研究グループ（J-SUPPORT）の共同で開始された。立案当初はIVR医だけで話し合い、控えめな視点で「放射線治療や薬物療法が効かない人への代替治療」と位置付けていたのだが、緩和医療医、放射線治療医、整形外科医などからなる研究チームの話し合いの過程で「骨

転移の疼痛がある患者さんに、最初に行う治療法になり得る」という認識に変化した。他の専門家の視点を聞いてみると、実はIVRの価値は自分たちが思う以上に高いことがあるのかもしれない。そして、緩和IVRは、がん患者が増加を続けている点からも、IVRが活躍する重要な領域と考えられる。IVRが緩和領域で活用されるには、日常診療で多職種間のコミュニケーションをとって適切な時期に必要なIVRを提供することと、エビデンスを構築しその先のガイドライン掲載につなげることが、重要と考えられる。

3. ダイバーシティ＆インクルージョンの重視

ダイバーシティというと、いまだに「子

持ちの女性医の支援」と捉えられがちな風潮がある。確かに子持ちの女性医への配慮や支援は重要であるが、性別にとどまらず、地域、国籍、世代、職種などさらなる多様性に着目すべきであろう。「ダイバーシティ（多様性）：多様な人材を受け入れること」と「インクルージョン（包括）：多様な人材を認めて活かし合うこと」は、IVR医の仲間を増やして、IVRが生き残り発展するための重要課題と考えられる。

どうしたら「IVR医になりたい」と今より多くの学生や若手医師に思ってもらえるのか。老若男女を問わず「働きやすい」職場環境は間違いなく重要であり、コロナ禍でポジティブに加速した働き方改革をIVR医も推進すべきだろう。そして同時に「働きがいのある」職場環境を実現することも必要である。「働きがい」は、人により価値観が異なるが、おそらく、仕事での成長と人の役に立っていることを実感できることは、共通事項と考えられる。

日本IVR学会においては、産業医科大学の興梠征典先生、奈良県立医科大学の吉川公彦先生の采配により2019年にダイバーシティ・ワーキンググループ（WG）（三村秀文委員長）が設置された。そして2020年には、山門亨一郎新理事長のもと、ダイバーシティ＆インクルージョンWG（委員長 曽根）が始動した。「働きやすい」「働きがいのある」IVRの職場環境実現にむけて、活動していく所存である。

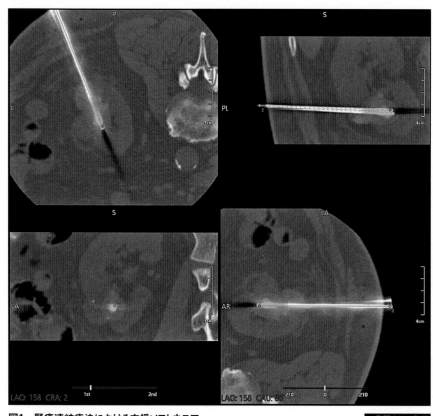

図1　腎癌凍結療法における支援ソフトウエア　⇒巻頭カラー参照
凍結範囲のシミュレーションにより、セーフティ・マージンの範囲、追加治療の要否が判断可能。

IVRの分野で今年売れそうな製品

1. 大静脈ステント（Spiral Relief Stent, コスモテック社）（図2）

　2019年、長年にわたってoff-labelでの使用を余儀なくされてきた大静脈ステントが、ついに薬事承認、保険収載された。主治医からの要望が多いIVRで、患者さんの満足度も高い。施行数の増加は間違いないと思われる。

2. ステアリング・マイクロカテーテルのtriple-coaxial使い（2.9Fr. LEONIS Mova high-flow, 住友ベークライト株式会社；1.9Fr. Carnelian MARVEL non-tapered, 東海メディカルプロダクツ）（図3）

　ステアリング・マイクロカテーテルにより血管分岐部の選択ならびに堅牢なバックアップが可能となり、さらにtriple-coaxialでマイクロカテーテルを末梢に進めることによりシステム全体が安定し、屈曲・蛇行の強い血管の塞栓術や動注に威力を発揮する。超高難度血管攻略の最終兵器として、カテーテル棚に準備しておいて損はない。

3. 海外におけるAngio-CTの普及（Aquilion LB/PRIME/ONE & Alphenix, キヤノンメディカルシステムズ社）

　Angio-CTは、日本国内では200近くの施設で導入され有用性が認知されているが、海外で本格的に販売されるようになったのは最近のことである。一度使うと

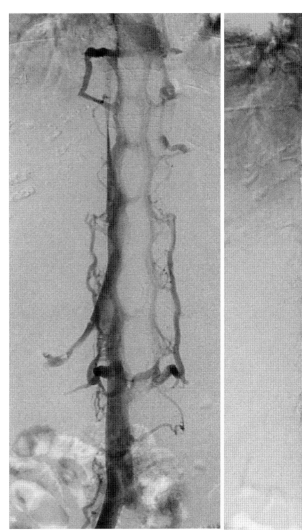
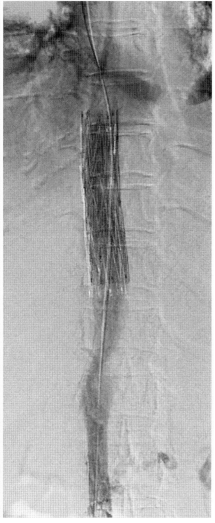

図2　大静脈ステント
多発肝転移による下大静脈閉塞（a）に起因する著明な下肢浮腫、腹水を認め、ステント留置術が施行された。下大静脈ステント（20mm/8cm）の留置により、圧較差の軽減と側副路の減少を認め（b）、下肢浮腫が改善した。

a｜b

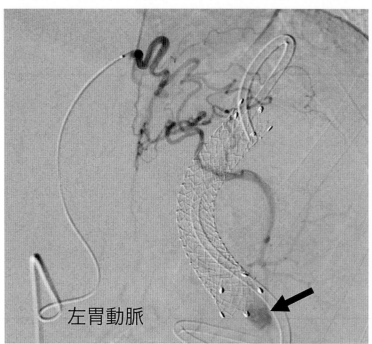

左胃動脈

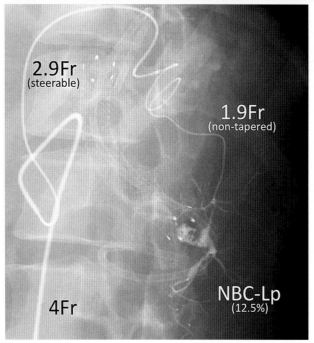

2.9Fr
(steerable)

1.9Fr
(non-tapered)

4Fr

NBC-Lp
(12.5%)

a
―
b

図3 Triple co-axial法による消化管出血に対する動脈塞栓術
a　正面像DSA。内視鏡的胃—膵仮性嚢胞瘻孔形成術後の左胃動脈末梢の仮性瘤(矢印)を認める。
b　斜位像。4Fr.カテーテルに2.9Fr.ステアラブル・マイクロカテーテルを挿入し、さらに1.9Fr.ノンテーパー・マイクロカテーテルを末梢に進めてNBC-Lipiodol混合液(12.5%)で塞栓して止血した。

手放せないのは世界共通で、アジアならびに欧米のIVRの中心的施設において導入が急速に進んでいる。ちなみにGEST 2020には"Whoa! Who turned on the lights?"と題するAngio-CTのセッションがある(on-demandで有料視聴可能)。座長を勤めさせていただいたのに、ちゃんとわかっていなくて恐縮だが、"わー！灯りを点けたのは誰？"すなわち"Angio-CTを買ったらびっくりするくらい見えるようになった！"という意味でしょうか。

おわりに

　学会出張が激減し、故郷への帰省や旅行もままならなかったこの一年は、ひたすら診療とステイホームの日常生活の繰り返しであった。慣れてしまえば良い面、楽しい面も多かったが、やはり視野が狭くなっていたことは否めない。本稿を準備するにあたり、ネットや書物を通してではあるが、しばし自由に世界を見渡して、IVRはやはり楽しい、IVRの未来はきっと明るいと、確信した。執筆の機会をくださったRadFan編集部と、読んでくださった読者の皆様に、感謝を申し上げたいと思う。ありがとうございました。

必読！ 注目の最新文献はコレ!!

1 拡張現実（augmented reality：AR）と人工知能（artificial intelligence：AI）を用いた椎体形成術ナビゲーションのパイロット・ランダム化比較試験

Auloge P, Cazzato RL, Gangi A, et al: Augmented reality and artificial intelligence-based navigation during percutaneous vertebroplasty: a pilot randomized clinical trial.

Eur Spine J 29: 1580-1589. 2020

数年前、Gangi先生の学会講演で、ほぼX線透視を使わずに椎弓根経由で椎体に針を進めるこの技術を見て、久しぶりに心踊る気持ちになった。IVRにおけるAR/AIに現実味と実用性があることを、初めて実感した瞬間であった。しかし、もっと驚いたのは、2018年の時点で、小規模ではあるがAR/AIによる穿刺と通常のX線透視下穿刺を比較するランダム化比較試験を実施していたことである。少数のパイロット試験とはいえ、technical feasibilityを一次エンドポイントにして、卒なく有意差を示している。技術の有用性を科学的に証明することはとても難しいが、前向き臨床試験の結果で提示する姿勢が、本当に素晴らしいと思う。なお、Gangi先生は、現在、欧州IVR学会（CIRSE）の理事長である。

2 光免疫療法の胆管がんへの応用

Hirata H, Kuwatani M, Nakajima K, et al: Near-infrared photoimmunotherapy (NIR-PIT) on cholangiocarcinoma using a novel catheter device with light emitting diodes.

Cancer Sci. 112: 828-838 2021

2020年9月、楽天メディカルジャパン社の医薬品アキャルックスと医療機器BioBladeが厚労省から製造販売承認を取得したというニュースが、日本を駆け抜けた。放射線科医なら誰もが知っている、というか世界中で有名な、米国NIHの小林久隆先生が開発された"光免疫療法"が、ついに臨床の現場で使用できることになったのだ。この治療法は、抗体薬を全身投与し、約1日後に近赤外光を数分間照射することで、がん細胞のみが破壊されるというもので、画像診断を治療に応用した画期的な技術である。光照射法には2種類あり、皮膚表面などでは懐中電灯のように直接あてて照射、深部では外筒針を等間隔に留置し、その中にレーザー光源を入れて照射する。前者の表在病変照射の応用として、内視鏡医によりいくつかのデバイス開発が行われ、論文公表されている。いっぽう後者の深部病変においては、論文はほぼみられない。

紹介論文は、胆管がんに光免疫療法を行うための基礎研究で、2cm程度に光照射が可能な光源用ルーメンとガイドワイヤ用ルーメンを持つカテーテルを開発している。胆管がんモデルのマウスを用いて皮下にこのカテーテルを挿入し、複数の抗体について実験を行い、胆管がん細胞への効果とカテーテルの有用性を示したものである。

針穿刺が必要な部位では、効果と安全性を担保するために画像によるナビゲーションと確認が必須であり、穿刺技術も含めて精度の高い治療が可能なIVRが活用されることが期待される。現時点では、光免疫療法の適応は頭頸部がんのみで、医師要件も頭頸部がん専門医に限定されているが、IVRの参入に備えて情報収集を行っておきたい。ちなみに当院では、まだ治療経験はないが、頭頸部外科医、頭頸部内科医、麻酔科医、放射線科IVR医の協働で、IVRセンターで画像下に光免疫療法を行う予定となっている。

線量管理戦国時代
～IVRにおける診療放射線技師のタテ～

那須赤十字病院 放射線科
東北大学大学院 医学系研究科 保健学専攻 放射線検査学分野 ｜ 増渕裕介

今般、Japan DRLの公示/改訂や線量管理義務化、2021年4月には改正電離放射線障害防止規則の施行など、線量管理が益々重要視されている。我々診療放射線技師が第一に行うべきことは線量測定、そして線量管理である。interventional radiology (IVR)では関わる者すべての「被ばく」がトピックとなって久しい。本書では患者と術者双方にフォーカスして「被ばくの管理」について述べる。

In recent years, dose management has changed significantly due to the revision of the diagnostic reference levels in Japan and various revisions of laws. Therefore, in 2021, dose control will remain important and radiologic technologists should consider dosimetry a first priority. Dosimetry can be divided into three parts. The first is equipment dosimetry, the second is patient dosimetry, and the third is operator dosimetry. Dosimetry of the equipment must be consistent with the equipment display and must be managed under correct statistics. Patient dosimetry is necessary to prevent skin disorders. Dosimetry to the operator is necessary to prevent cataracts and avoid occupational dose limits. Due to the remarkable development of equipment and technology in interventional radiology, radiologic technologists must perform quality control of equipment and all dose levels.

線量管理最前線で重要な3つの線量測定

Interventional Radiology(IVR)は外科的手術と比較して患者に低侵襲であり、現在でも多種多様な手技が行われている[1]。しかしIVRは患者への高い放射線被ばくが懸念されており、特に患者背面の皮膚障害は現在でも報告されている[2]。

患者被ばく線量管理の最適化ツールとして、国際放射線防護委員会(International Commission on Radiological Protection: ICRP)は診断参考レベル(Diagnostic Reference Levels：DRL)の使用を推奨し

ている。今般ではIVRのデバイスの進化が目覚ましく、手技が成熟の域に達している。中でも複雑な経皮的冠動脈インターベンション(percutaneous coronary intervention：PCI)は増加傾向にあり、慢性完全閉塞(chronic total occulusion：CTO)では透視時間と撮影数の増加から患者の皮膚線量は特に高くなる[3]。

更に近年ではIVR手技件数増加に伴い術者の水晶体被ばくが重要視されている。ICRPは2012年にPublication-118[4]で白内障発症のしきい線量を8Gyから0.5Gyに引き下げた。また医療従事者の水晶体線量限度は150mSv/年から20mSv/年(5年平均)に引き下げ、いかなる1年も50mSvを超えてはならないと勧告した。本邦でも2021年4月に改正電離放射線障害防止規則[5]が施行され、同様の線量限度が用いられた。

本邦ではここ数年でDRLs2015[6]、DRLs2020[7]の公示、2020年には患者線量管理の義務化[8]、そして2021年の改正電離放射線障害防止規則施行と線量管理関連のトピックが続き、戦国時代に突入した。本稿では2021年に重要と考えられるIVRにおける3つの線量測定、そして線量管理にフォーカスして述べる。

3つの線量測定とは、1. 装置の線量測定、2. 患者の線量測定、3. 術者の線量測定である。

装置の線量測定は多岐にわたる線量管理の基礎と考える。2020年の線量管理義務化を受けて線量管理システムを導入した施設も少なくないと推察する。同システムでは主に、種々のモダリティから出力されるdose reportやradiation dose structure report(RDSR)を収集し、モダリティ別、検査/手技別に線量の統計が行

われる。この統計結果を線量管理に用いる前には必ず機器の線量測定を行うべきである。なぜなら、線量測定が行われていない、つまり表示値の精度が担保されていないままの統計は、管理の呈をなさないからである。筆者が測定に立ち会った経験では、装置表示値が実測よりも高かった事例や、反対に過小表示していた事例があった。通常は装置表示値やRDSRを用いて管理するため、過小表示は大変危険と考える。線量測定と日々の不変性試験は我々診療放射線技師の責務であり、「まずは線量測定」である。線量計をお持ちでないご施設は、日本放射線技術学会計測部会[9]にて線量計の貸し出しを行っている。測定方法に関しては、各都道府県に在籍する血管撮影・インターベンション専門診療放射線技師へのお問い合わせをお勧めする。

装置の基礎性能測定の次は、DRLとの比較を行う。IVRのDRLは、DRLs2015で機器の基準透視線量率（20mGy/min）が示され、DRLs2020では基準透視線量率の引き下げ（17mGy/min）と4領域での臨床線量が示された。臨床線量では手技中のリアルタイム性や患者被ばくの臨床的因子を加味し、患者照射基準点線量$K_{a,r}$（mGy）ならびに面積空気カーマ積算値P_{KA}（Gy・cm^2）が新たに採用された。

しかし井出らの報告[10]ではJapan DRLs 2015の運用に対する理解度調査で約35％が「理解していない」、更に約35％が「どちらともいえない」と回答した。従ってDRLの運用を難しいと思い込む診療放射線技師が多いと推察される。しかし、運用は難しくない。基準透視線量率は、まず自施設の透視線量率を規定の方法で測定する。そしてDRLsの基準透視線量率の値と比較する。DRLsより大きければ、線量低減出来るかを考察する。一方で低すぎる場合にも、臨床的に適切であるかを考察する。続いて臨床線量の比較は、自施設での手技別の線量を統計し、中央値をDRLsと比較するのである。大幅に超過している場合には、臨床的に正当な理由があったかを考察し、線量が最適化されているかなどの見直しを行う流れとなる。

注意すべきは、DRLは線量の限度値ではなく手技線量の目安となる指標であり、臨床上必要であれば超えることもある。当院のCTOを例に挙げる。CTO症例の線量の中央値は4,882.4mGy（n＝38）であり、DRLs2020（3,900mGy）と比較すると大幅に超過していた。しかし、当院のCTO症例はワイヤー不通過例の2例を除き、成功している。DRLs2020との比較を循環器内科医に報告したところ、「成功させるために必要な被ばく」との旨の回答を得た。基準透視線量率は12.6mGy/minであった。従って、治療に必要であり正当化された被ばくと言える。今後出来ることは、場面に応じたパルスレートの変更等、透視線量率の増減を行うことや透視保存の使用の徹底等が挙げられる。何れも術者の理解と協力無しでは実現出来ないため、日頃からの円滑なコミュニケーションが重要と考える。

次に患者の線量測定について述べる。IVRでは現在でも患者背面の皮膚障害が報告されている[2]。特にPCIは新デバイスの登場や手技も熟成によって、難易度の高い手技が数多くなされ、患者被ばく線量の増大が懸念されている。皮膚障害回避のために、リアルタイム線量計の使用が有効と考えられる[11]。リアルタイムに線量の監視が出来れば組織反応（一時的紅斑）のしきい値である2Gyに達する前に観察角度を変更することが可能である。当院ではRD-1000（トーレック株式会社）（図1）を導入した。RD-1000は4チャンネルの検出器を持ち、線量のリアルタイム観察が可能である。PCIでは各治療枝の主な被ばく部位はある程度予測可能であるため、被ばく予想部位近辺にセンサーを配置することで最大皮膚線量の測定が可能となる[12]。また皮膚面での実測値は信憑性が高い。患者照射基準点線量は空気カーマであり皮膚の吸収線量とは異なり、またアーム角度によるX線管焦点－皮膚間距離によって患者皮膚線量との誤差が最大で2倍以上生じる[12]。従って、実測値である当線量計の価値は高い。

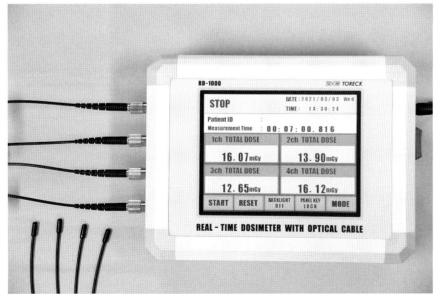

図1 4チャンネル検出器からの線量情報がリアルタイム表示される。
表示ディスプレイと、フォトダイオードの小型検出部、そして2メートルの光ファイバーケーブルで構成される。検出部やケーブルは透視視野内で目立たず、極めて手技の妨げになりにくい。

最後に術者の線量測定について述べる。IVRでは術者の放射線障害として、左眼に有意な白内障が知られている。2021年4月施行の改正電離放射線障害防止規則では眼の水晶体の職業被ばくに関して前述のように引き下げられた。高難易度の手技を多数行う術者は、この線量限度を超過する懸念がある。いわば、施行可能症例数に制限がかかるのである。2個のガラスバッジによって不均等被ばく管理がなされていても、頸部バッジは水晶体線量を過大評価するため、適切とはいえない。むしろ、過大評価によって術者の施行可能症例数が削減される。従って、今後は防護眼鏡に加え水晶体線量計の装着が望ましい。水晶体線量計(DOSIRIS™)は3mm線量当量[Hp(3)]を測定できる。Ishiiらの報告[13]によって素子の均一性、線量直線性、エネルギー依存性、角度依存特性が診断用X線エネルギー領域で十分に測定可能と報告されており、当院でも2021年3月から運用が開始された。装着方法はカチューシャ式に加え、防護眼鏡に直接装着できるアタッチメントが選択できる。当院で運用した結果、術者からはさほど違和感がないとの意見が上がった。更に別の術者は、従来防護眼鏡を装着していなかったにもかかわらず現在では防護眼鏡＋DOSIRIS™といったベストな形で装着している。

被ばくの評価、管理、そして患者説明など我々診療放射線技師の職務は年々専門性を増している。評価にはものさしが必要であり、ものさしの精度を担保するのが線量測定である。線量計は高価であり導入が困難なご施設が多いのも存じ上げている。しかしズレたものさしで評価し、記録をとり、管理を行うことほど恐ろしいものはない。IVRに携わる診療放射線技師の世界は、各種研究会を筆頭に大変盛り上がっており、多くの専門技師が全国に在籍している。是非、筆者をはじめとする専門技師を頼り、有効活用して自施設の線量管理を充実させていただければ幸甚である。

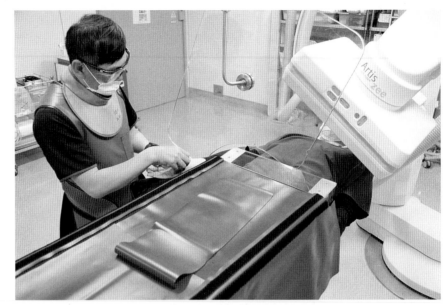

図2 橈骨動脈アプローチでの配置。患者尾側からの散乱線をカットし、術者の防護に有用である。
テーブル高は調整可能で、更に患者の爪先が逃げられる穴が設けられている。

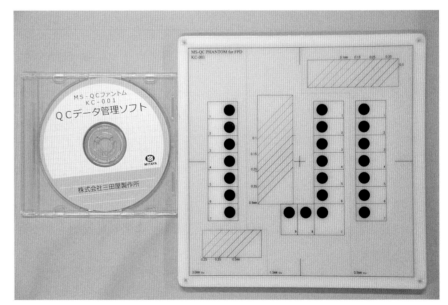

図3 外観イメージ。
ファントムに加えて管理用のソフトウエアが付属する。

今年売れそうな商品2021

・トーレック株式会社 光ケーブル式 リアルタイム線量計 RD-1000

従来より望まれてきた、カテーテル手技時の患者皮膚線量のリアルタイム表示が可能である。最大皮膚線量の測定や、皮膚障害予防の為に観察角度を変えるタイミングの目安として大変有用と考える（**図1**）。

・株式会社保科製作所 散乱線防護IVRテーブル SPRIT

IVR時の散乱線を低減する。術者の手指や上半身の被ばく低減が可能である。主に橈骨動脈アプローチの手技で使用でき、PCI等の術者被ばく増大が懸念されている手技で大きな効果が期待できる。天吊り防護版や防護眼鏡を使用しても水晶体線量が心配な術者に勧めたい（**図2**）。

・株式会社三田屋製作所 MS-QC ファントム、KC-001

機器の品質管理を十分に行うにはQCファントムの使用が望ましい。Japan DRLの公示等で広く線量低減策が講じられているが、画質の劣化が懸念される。KC-001はIVR装置の透視/撮影における空間分解能、コントラスト分解能、ダイナミックレンジを評価できる。専用の評価結果記録ソフトも付属しているため、日常点検で簡便に品質管理が可能である（**図3、4**）。

〈文献〉
1) Chida K et al: Does Digital Acquisition Reduce Patients' Skin Dose in Cardiac Interventional Procedure? An Experimental Study. Am. J. Roentgenol. 183(4): 1111-1114, 2004
2) 加藤 守 ほか: 脳神経血管及び心臓電気生理手技のインターベンションに携わる医師の水晶体線量評価. 日放技学誌 76(1): 26-33, 2020
3) Chida K et al: Occupational dose in interventional radiology procedures. Am J Roentgenol 200: 138-141, 2013
4) ICRP: ICRP statement on tissue reactions / Early and Late Effects of Radiation in Normal Tissues and Organs – Threshold Doses for Tissue Reactions in a Radiation Protection Context. ICRP Publication 118. Ann. ICRP 41(1/2), 2012
5) 厚生労働省. 電離放射線障害防止規則の一部を改正する省令等の施行等について. 基発 1027 第4号: 2020
6) 最新の国内実態調査結果に基づく 診断参考レベルの設定. 医療被ばく研究情報ネットワーク(J-RIME), 2015
7) 日本の診断参考レベル(2020年版) —Japan DRLs 2020—. 医療被ばく研究情報ネットワーク(J-RIME), 2020
8) 厚生労働省: 医療法施行規則の一部を改正する省令の施行等について. 医政発 0312 第7号, 2019
9) 日本放射線技術学会 計測部会: http://keisoku.jsrt.or.jp/rental.html
10) 井出仁勇ほか: 本邦における診断参考レベル(Japan DRLs 2015)の認知度および運用状況に関するアンケート調査報告. 日放技学誌 76(1): 72-83, 2020
11) Inaba Y et al: Development of noval real-time radiation systems using 4-channel sensors. Sensors 20(9): 2741, 2020
12) 千田浩一: 心血管IVRにおける被曝線量計測評価に関する諸問題: 患者被曝に関して. 日放技学誌 62(11): 1507-1515, 2006
13) Ishii H et al: Performance of the DOSIRIS™ eye lens dosimeter. J Radiol Prot 39(3): N19-N26, 2019

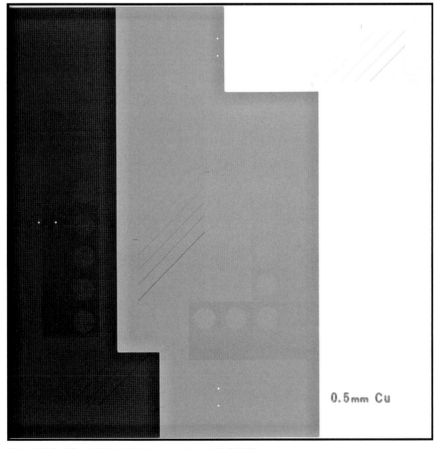

0.5mm Cu

図4　X線像。種々の評価がこのファントムひとつで実施可能。
日常点検や画質の評価用として簡便でお勧めのファントムである。

必読!

注目の最新文献はコレ!!

K
1

ato M et al : New Real-Time patient radiation dosimeter for use in radiofrequency catheter ablation.

J. Radiat. Res. 60: 215-220, 2019

リアルタイム線量計の臨床使用について書かれている。センサーとケーブルは手技に干渉しない為、有用性が高い。またセンサーサイズが小さく過小評価がなされる可能性があり、補正係数を乗じると整合が取れる旨が書かれている。リアルタイム線量計やその他実測を行う際には是非お読みいただきたい。

M
2

orishima Y et al : The effectiveness of additional lead-shielding drape and low pulse rate fluoroscopy in protecting staff from scatter radiation during cardiac resynchronization therapy(CRT).

Jpn. J. Radiol. 37: 95-101, 2019

鉛ドレープを追加し、低パルスレート透視を併せて使用すると散乱線が80%以上削減可能と書かれている。現在は鉛ドレープに関する基準がないため、メーカー毎に形状や鉛当量に差がある。従ってX線管や患者からの後方散乱がドレープの隙間を抜けて医療スタッフを被ばくさせる。ドレープの延長はまさに今後必要と思われ、先進的な論文と考える。

A
3

Gutiérrez-Barrios et al : Effective Reduction of Radiation Exposure during Cardiac Catheterization.

Texas Heart Institute Journal. 46(3): 167-171, 2019

PCIにおいて透視パルスレートや線量モードを落とした際にも、透視時間や手技時間に差が無く、総線量を約45%低減出来たと書かれている。今般、低パルスレート・低線量化による視認性悪化が懸念されているが、この論文では手技に影響なく低線量化がなされたと述べている。低線量化に向けての参考としてお読みいただきたい。

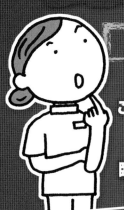
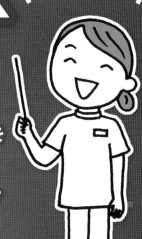

定位照射の適応の広がり
Stereotactic irradiation is becoming more important

さいたま赤十字病院放射線治療科 | 塚本信宏

少数脳転移と同様に10個までの脳転移に定位照射が有効と分かった。最近では小細胞肺癌からの脳転移でも定位照射が適切な症例があるとされる。進行肺癌に化学放射線治療＋免疫チェックポイント阻害薬治療が注目されており、定位照射の併用も期待されている。早期肺癌に対する定位照射＋免疫チェックポイント阻害薬の研究も行われている。

Stereotactic irradiation was found to be effective for up to ten brain metastases (JLGK0901). NCCN Guidelines Version 2.2021 Small Cell Lung Cancer says selected patients with a small number of brain metastases may be treated appropriate with Stereotactic Radiation Therapy or Radiosurgery. In stage III Non-small-cell lung cancer patients, chemoradiotherapy + immune checkpoint inhibitor treatment significantly improves Overall survival, Progression-free survival and Response rate. And combined with stereotactic irradiation is also expected. Several clinical trials are undergoing to evaluate immunotherapy combined with stereotactic irradiation in early-stage lung cancer patients.

肺小細胞癌の少数脳転移に対する定位照射

以前は、転移病巣は多数あることが想定される脳転移に対して、潜在病変も同時に治療できる全脳照射がよいとされていた。定位照射の成績が報告され[1,2]、1～3個では定位照射も選択肢として認知された。さらにILGK0901[3]では、脳転移の個数を1個、2～4個、5～10個に分けて検討した。定位照射後の新病巣出現までの期間に転移数による差がないことが示され、比較的多数の脳転移に対しても定位照射の適応が広がってきた。一般に定位照射は全脳照射に比べて、新病巣出現までの期間が短いが、全生存期間では差がないこと、認知機能低下などは少ないことが知られている[4,5]。

転移しやすいことで知られる小細胞肺癌からの脳転移に対しても、FIRE-SCLC試験[6]で全脳照射に比べて定位照射で、中枢神経増悪時間が短縮したものの、全生存期間は短縮しないことが示された。NCCNガイドライン[7]では、小細胞肺癌の脳転移に対して、should be treated with WBRTからshould typically be treated…に変わり、少数転移に対しては定位照射で適切に照射できるかもと付け足された。小細胞肺癌脳転移でも定位照射が初回治療になる時代となった。ただし、重要なことは、多くの定位照射がガンマナイフを用いたものであり、リニアックで同様な結果は得られない可能性がある。リニアックを用いた報告で、同じ処方線量でも、最大線量を107％までに制限したプランよりも最大線量の70％線量を処方線量としたプランが局所制御に優れるとし

た報告[8]があるが、ガンマナイフでは50％、サイバーナイフでは70％で処方される事が多く、リニアックでよく行われる95～107％でPTVをカバーする方法（ICRU report 50、62）は最初から行われていない。定位照射では、高い位置精度を前提に、腫瘍への線量を上げ、周囲の線量を下げる工夫をしてきた。ICRU report 91の定位照射例を図1に示す。ガンマナイフで32Gy以上照射された体積が局所制御に関与するとする報告[9]もあり、107％にこだわらず最大線量を上げる必要がある。また、小さいコーンを用いたリニアックの報告で0mmマージンとPTV＝（GTV＝CTV）＋2mmマージンが比較され、局所制御、生存率に有意差なく、脳実質障害のみ2mmマージンで増えたとの報告[10]があり、10年以上前に2mmマージンは大きすぎるとされている。ガンマナイフの報告[11]では10Gy以上の腫瘍周囲の脳実質体積が脳壊死に関連するとされ、病巣周囲のマージンを最小限にし

て、急峻な線量勾配を利用するために低い％線量でカバーする必要がある。

脳転移に対する定位照射はますます適応が増え、臨床上の有益性が認識されるようになってきた。小細胞肺癌の脳転移の初回治療にさえ、定位照射が用いられるようになったことは時代の変化を感じる。

免疫チェックポイント阻害薬と定位照射

Ⅲ期の非小細胞肺癌を対象として、化学放射線治療（CRT）とCRT＋免疫チェックポイント阻害薬（ICI）併用を比較したPacific試験では、ICI併用により、これまで達成できなかったような改善が認められた。4年の経過の報告[12]では全生存率も無増悪生存率も明らかな差をつけたまま、下がりきったように見える（**図2**）。単独では、奏効率2割程度[13]にとどまっていたICIが、CRTを加えるとより効果が期待できることが分かった。

放射線治療から見たCRT＋ICIの意味は「局所制御率の向上」である。Abe[14]らは、CRT単独とCRT＋ICIを比較して、局所制御率の有意な向上を報告している。非小細胞肺癌の脳転移に対し、定位照射に免疫チェックポイント阻害薬を併用した場合、2年局所制御率が定位照射単独の86％から97％に改善し、中枢神経死、全生存率も改善したとの報告[15]もある。ICI併用で局所制御が改善することは大きな希望である。

RTOG0617では60Gyでも74Gyでも2年後の局所再発は30％以上[16]であった。RTOG0617で線量増加がよい結果をしめさなかった理由は、心臓など正常組織に対する毒性を増しながら、この程度の線量増加では局所制御を改善できなかったと解釈することもできる。7つのRTOGについて線量の観点から分析した結果では、BEDが高いほうが、局所制御、全生存を改善するとされている[17]。ここ10年の特に定位照射（SBRT）の進歩は目覚ましく、肺においては、4DCTで呼吸性移動の個別対策が可能になり、呼吸同期や呼吸追尾照射が行われるようになった。化学放射線治療の制御失敗の原因分析[18]では、リンパ節再発6％に対し、原発巣16％と明らかに原発巣の制御が不十分であったことを考えれば、原発巣の制御は重要と考えられる。ICI＋SBRTをICI単独と比較した報告（PEMBRO-RT）[19]では、全奏効率が20％から50％に上昇、無増悪も全生存も改善傾向を示した。

原発巣をSBRTで、縦隔は強度変調治療（IMRT）で照射するという報告[20]もある。肺組織は、放射線感受性が高く、ある程度の線量を超える部分に関しては、分割照射しても守ることにならない。Grade 3の肺臓炎はCRT＋ICI群でもCRT単独群でも3割程度[21]で認められ、正常組織への毒性を減らすために、照射範囲が狭くできるSBRT＋ICIも選択肢になり得る。近傍の肺組織の障害が不可避であることを考えると、有害事象を減らす方法は照射体積を小さくする以外にない。呼吸性移動対策を十分に行うSBRTが適している可能性がある。縦隔には食道や気管、気管支、脊髄などがあり、要注意臓器が含まれる標的に対してはIMRTが有利である。

SBRT＋ICIでは、治療線量に達しない低線量での効果[22]や照射範囲外のアブスコパル効果も報告されるようになった。複数病変を有する肺癌で、捉えられた病変のみの治療が全身的な改善につながり、中には、すべての病巣へ照射することが

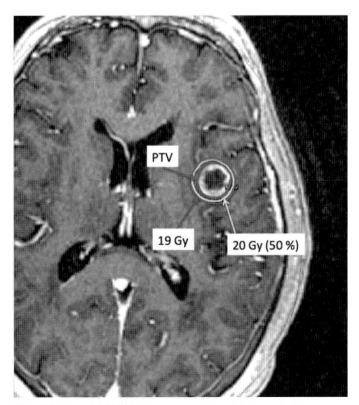

図1　脳転移への定位照射例（ICRU report 91p. 103 Figure 7.2B）
69歳男性、非小細胞肺癌からの左頭頂葉転移2.17cm³に対し、50％線量（20Gy）曲線でPTVをカバーしている。わずかに外側に19Gy領域も示されている。

➡巻頭カラー参照

適さない症例もあるのではないか[23]と論じられている。

定位照射で肺原発巣を照射した場合、局所制御に関しては90％を超える報告[24]も少なくなく、ICIを加えることでさらなる局所制御を期待できる。Ⅲ期だけでなく、Ⅰ期、Ⅱ期においても潜在的な転移に対するアブスコパル効果を期待した治験が実施されている[25]。

ICIは化学療法、放射線療法との組み合わせが必須で、放射線治療を組み合わせる場合は、これまでの経験にとらわれる

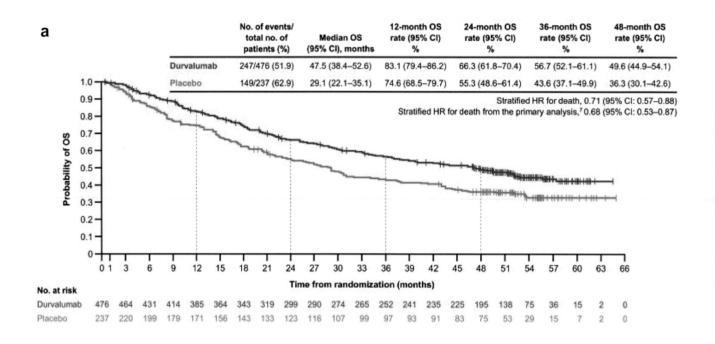

a

	No. of events/ total no. of patients (%)	Median OS (95% CI), months	12-month OS rate (95% CI) %	24-month OS rate (95% CI) %	36-month OS rate (95% CI) %	48-month OS rate (95% CI) %
Durvalumab	247/476 (51.9)	47.5 (38.4–52.6)	83.1 (79.4–86.2)	66.3 (61.8–70.4)	56.7 (52.1–61.1)	49.6 (44.9–54.1)
Placebo	149/237 (62.9)	29.1 (22.1–35.1)	74.6 (68.5–79.7)	55.3 (48.6–61.4)	43.6 (37.1–49.9)	36.3 (30.1–42.6)

Stratified HR for death, 0.71 (95% CI: 0.57–0.88)
Stratified HR for death from the primary analysis,[7] 0.68 (95% CI: 0.53–0.87)

No. at risk

	0	1	3	6	9	12	15	18	21	24	27	30	33	36	39	42	45	48	51	54	57	60	63	66
Durvalumab	476	464	431	414	385	364	343	319	299	290	274	265	252	241	235	225	195	138	75	36	15	2	0	
Placebo	237	220	199	179	171	156	143	133	123	116	107	99	97	93	91	83	75	53	29	15	7	2	0	

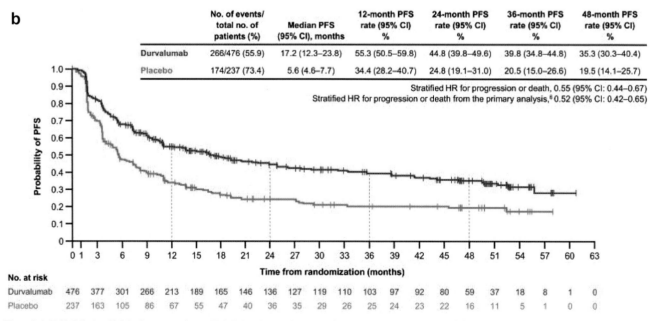

b

	No. of events/ total no. of patients (%)	Median PFS (95% CI), months	12-month PFS rate (95% CI) %	24-month PFS rate (95% CI) %	36-month PFS rate (95% CI) %	48-month PFS rate (95% CI) %
Durvalumab	266/476 (55.9)	17.2 (12.3–23.8)	55.3 (50.5–59.8)	44.8 (39.8–49.6)	39.8 (34.8–44.8)	35.3 (30.3–40.4)
Placebo	174/237 (73.4)	5.6 (4.6–7.7)	34.4 (28.2–40.7)	24.8 (19.1–31.0)	20.5 (15.0–26.6)	19.5 (14.1–25.7)

Stratified HR for progression or death, 0.55 (95% CI: 0.44–0.67)
Stratified HR for progression or death from the primary analysis,[6] 0.52 (95% CI: 0.42–0.65)

No. at risk

	0	1	3	6	9	12	15	18	21	24	27	30	33	36	39	42	45	48	51	54	57	60	63
Durvalumab	476	377	301	266	213	189	165	146	136	127	119	110	103	97	92	80	59	37	18	8	1	0	
Placebo	237	163	105	86	67	55	47	40	36	35	29	26	25	24	23	22	16	11	5	1	0	0	

図2　化学放射線治療に続き免疫チェックポイント阻害薬を投与した群と化学放射線治療単独群の全生存率（a）、無増悪生存率（b）の比較（文献12）
全生存率も無増悪生存率も明らかな差をつけたまま推移している。

➡巻頭カラー参照

ことなく、ゼロから考え直してみる覚悟が必要と思われる。

放射線治療の分野で今年売れそうな製品

1. AGX Probe Holderシステム
（スペーサ注入時に用いるステッパー）

前立腺癌への放射線治療の際に、スペーサ（SpaceOARシステム）を用いると前立腺への線量を確保しながら、直腸への線量を減らす事ができる。注入の際は、経直腸エコーのProbeを保持するステッパーが必要になる。小線源治療用のステッパーを用いることができるが、小線源治療を行っていない施設では新たに用意する必要があり、スペーサ導入のハードルを上げていた。2020年3月から比較的安価なステッパー（AGX Probe Holderシステム）が利用できるようになり、ここ1年足らずで、近隣だけでも3病院で導入された。スペーサを用いると直腸線量を下げられるのは当然だが、実際に使ってるみると、尿道線量を上げずに辺縁域の線量を上げられることが非常に有用と実感するようになった。前立腺背側のキワまで十分に線量を上げられるほか、辺縁域の病変の線量増加を無理なく計画できるようになった。スペーサの効果は想像以上で、未導入の施設は、とりあえずBoston Scientificに問い合わせることをおすすめする。

〈文献〉
1) Andrews DW et al: Whole brain radiation therapy with or without stereotactic radiosurgery boost for patients with one to three brain metastases: phase III results of the RTOG 9508 randomised trial. Lancet 363: 1665-72, 2004
2) Aoyama H et al: Stereotactic radiosurgery plus whole-brain radiation therapy vs stereotactic radiosurgery alone for treatment of brain metastases: a randomized controlled trial. JAMA 295: 2483-91, 2006
3) Yamamoto M et al: Stereotactic radiosurgery for patients with multiple brain metastases (JLGK0901): a multi-institutional prospective observational study. Lancet Oncol 15(4):387-95, 2014
4) Chang EL et al: Neurocognition in patients with brain metastases treated with radiosurgery or radiosurgery plus whole-brain irradiation: a randomised controlled trial. Lancet Oncol 10: 1037-44, 2019
5) Brown P D et al: Effect of Radiosurgery Alone vs Radiosurgery With Whole Brain Radiation Therapy on Cognitive Function in Patients With 1 to 3 Brain Metastases: A Randomized Clinical Trial. JAMA 316(4): 401-409, 2016
6) Rusthoven CG et al: Evaluation of First-line Radiosurgery vs Whole-Brain Radiotherapy for Small Cell Lung Cancer Brain Metastases: The FIRE-SCLC Cohort Study. JAMA oncology 6(7); 1028-1037, 2020
7) NCCN Guidelines Small Cell Lung Cancer Version 2. Principles of Radiation Therapy, Brain Metastases SCLF 4-5, 2021
8) Lucia F et al: Inhomogeneous tumor dose distribution provides better local control than homogeneous distribution in stereotactic radiotherapy for brain metastases. Radiotherapy and Oncology 130: 132-138, 2019
9) Christopher Abraham MD a et al: Internal dose escalation is associated with increased local control for non-small cell lung cancer (NSCLC) brain metastases treated with stereotactic radiosurgery (SRS)Advances in Radiation Oncology 3, 146-153, 2018
10) Nataf F et al: Radiosurgery with or without a 2-mm margin for 93 single brain metastases, Int. J. Radiation Oncology Biol. Phys., Vol. 70, No. 3, pp. 766-772, 2008
11) Chin LS et al: Radiation necrosis following gamma knife surgery: a case-controlled comparison of treatment parameters and long-term clinical follow up. stereotactic radiosurgery. Neurosurgery 94(6): 899-904, 2001
12) C Faivre-Finn et al: Four-Year Survival With Durvalumab After Chemoradiotherapy in Stage III NSCLC—an Update From the PACIFIC Trial Journal of Thoracic Oncology, Available online 19 January In Press, 2021
13) A Carretero-González et al: Analysis of response rate with ANTI PD1/PD-L1 monoclonal antibodies in advanced solid tumors: a meta-analysis of randomized clinical trials Oncotarget Vol. 9, (No. 9), pp: 8706-8715, 2018
14) T Abe et al: Effect of durvalumab on local control after concurrent chemo-radiotherapy for locally advanced non-small cell lung cancer in comparison with chemo-radiotherapy alone, Thoracic Cancer 12: 245-250, 2021
15) Tom L et al: Combined Immunotherapy and Stereotactic Radiotherapy Improves Neurologic Outcomes in Patients with Non-small-cell Lung Cancer Brain Metastases, Clinical Lung Cancer, in Press, Available online 18 Nov 2020
16) Bradley JD et al: Standard-dose versus high-dose conformal radiotherapy with concurrent and consolidation carboplatin plus paclitaxel with or without cetuximab for patients with stage IIIA or IIIB non-small-cell lung cancer (RTOG 0617): a randomised, two-by-two factorial phase 3 study.Lancet Oncol 16: 187-99, 2015
17) Machtay M et al: Higher biologically effective dose of radiotherapy is associated with improved outcomes for locally advanced non-small cell lung carcinoma treated with chemoradiation: an analysis of the Radiation Therapy Oncology Group. Int J Radiat Oncol Biol Phys 82: 425-34, 2012
18) van Diessen JN et al: Differential analysis of local and regional failure in locally advanced non-small cell lung cancer patients treated with concurrent chemoradiotherapy. Radiother Oncol 118(3): 447-52, 2016
19) Effect of Pembrolizumab After Stereotactic Body Radiotherapy vs Pembrolizumab Alone on Tumor Response in Patients with Advanced Non-Small Cell Lung Cancer Results of the PEMBRO-RT Phase 2 Randomized Clinical Trial (JAMA Oncol. 2019 Jul 11. doi: 10. 1001/jamaoncol. 2019. 1478
20) YJ Kim et al: Feasibility of stereotactic radiotherapy for lung lesions and conventional radiotherapy for nodal areas in primary lung malignancies, Radiation Oncology volume 13, Article number: 127, 2018
21) Paz-Ares L et al: Outcomes with durvalumab by tumour PD-L1 expression in unresectable, stage III non-small-cell lung cancer in the PACIFIC trial. Ann. Oncol 31, 798-806, 2020
22) H Menon et al: Influence of low-dose radiation on abscopal responses in patients receiving high-dose radiation and immunotherapy, Journal for ImmunoTherapy of Cancer 7: 237, 2019
23) JE Schoenhals et al: Uncovering the immune tumor micro-environment in non-small cell lung cancer to understand response rates to checkpoint blockade and radiation. Transl Lung Cancer Res 6(2): 148-158, 2017
24) Timmerman et al: Long-term Results of Stereotactic Body Radiation Therapy in Medically Inoperable Stage I Non-Small Cell Lung Cancer. JAMA Oncol 4, 1287-1288, 2018
25) X Mielgo-Rubio et al: Immunotherapy Moves to the Early-Stage Setting in Non-Small Cell Lung Cancer: Emerging Evidence and the Role of Biomarkers. Cancers 12, 3459, 2020

必読!

注目の最新文献はコレ!!

前立腺癌の放射線治療では、超寡分割照射=定位照射(SBRT)がだんだん増えていることが分かる。高リスク群に対しても徐々に実施されて成績も報告されてきている。有効性も毒性もIMRTと変わらず、利便性が高いので、今後さらに増えることが予想される。

---

1 **K** A Nguyen et al: Trends in Use and Comparison of Stereotactic Body Radiation Therapy, Brachytherapy, and Dose-Escalated External Beam Radiation Therapy for the Management of Localized, Intermediate-Risk Prostate Cancer.

NCCNのデータベースを用いて、中間リスク約3万人のOSのみ分析、追跡期間中央値は6.7年、中間リスク群では、BTとSBRT間もSBRTとDE-EBRT間もOSに有意差はないが BTは、DE-EBRTと比較してわずかだが有意に改善した(10年OS、favorable 69.8%対66.1%、unfavorable 61.2%対58.7%)。BTは有効で費用効果が高いことが知られているが、実施数は減少している。放射線治療は低分割が増える傾向があり、SBRTとBTが適切な治療と思われる(**図3**)。

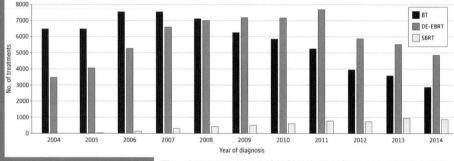

図3 米国の限局性前立腺放射線治療モダリティの年別件数の推移
brachytherapy(BT)件数が減少、dose-escalated external beam radiotherapy(DE-EBRT)も増加から減少に、stereotactic body radiation therapy(SBRT)が増えている。

JAMA Network Open 3(9) September 24, 2020

---

2 **P** Fransson et al: Ultra-hypofractionated versus conventionally fractionated radiotherapy for prostate cancer (HYPO-RT-PC): patient-reported quality-of-life outcomes of a randomised, controlled, non-inferiority, phase 3 trial.

Lancet Oncol 22(2): 235-245, 2021

中リスク、高リスク群で通常分割と超寡分割照射を比較した。腫瘍制御は変わらず。急性障害のみ超寡分割照射が多かったが、晩期の尿路系、消化器系、生殖系については変わらなかった。

---

3 **S** A Patel et al: Stereotactic body radiation therapy use for high risk prostate cancer in the United States. Prostate Cancer and Prostatic Diseases.

Published 13 November 2020

定位放射線治療(SBRT)は、低/中リスク限局性前立腺癌に利用が増えている。2020年の全米総合がんネットワーク(NCCN)ガイドラインは現在、高リスクへの使用も推奨している。PSAが20を超える高リスクは中リスクと死亡率が変わらない。高リスクに対するSBRTの有効性を調べるには、ステージT3-4、グリーソン8-10などに着目する必要がある。

ユニバーサルワークステーションへの進化
Evolution to the universal Work Station

独）国立病院機構 宮城病院 放射線科 ｜ 立石敏樹

　ワークステーションは、ワークフローに組み込まれたAIを利用し大量のボリュームデータを効率よく処理し、業務の負担軽減が図られている。多彩なアプリケーションが搭載され、Clinical Pathwayなどといった診断や解析の補助ツールとしての役割も担ってきている。
　本稿では、3Dワークステーションから、ユニバーサルワークステーション（画像診断ワークステーション）への進化や各社の製品開発状況からみた今後の展望を予測する。

　It is expected to reduce duties by utilizing the workstation , which efficiently processes large quantities of volume data with AI incorporated in a workflow.
Now the workstation has a original applications , thus it supports analysis and diagnosis such as Clinical Pathway.
　This writing intends to predict how 3D workstations evolve into the universal workstations and the future circumstances based on companies' product developments.

はじめに

　新型コロナウイルス感染症（COVID-19）の世界的な流行によって、世の中は大きく変わった。新たな常識・状態、すなわち「ニューノーマル」が求められている。医療業界においても環境や働き方など価値観やルールの変化が求められており、アフターコロナの新しい時代におけるデジタルトランスフォーメーションが重要であると考えられている。ワークステーションは、診断装置の高性能化と大量に発生するボリュームデータを活用するために、1990年代前半よりCT/MR画像を3D再構成する臨床向けの製品として登場し、2002年にはネットワーク型へと様々な変遷を遂げてきた。近年、3D作成のアプリケーションだけでなく、AI（Artificial Intelligence）を搭載しClinical

Pathwayなどといった診断や解析の補助ツールとしての役割も担ってきている。

本稿では、3Dワークステーションから、ユニバーサルワークステーション（画像

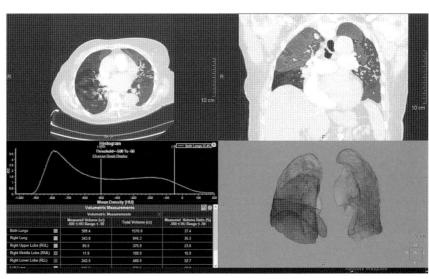

図1　CT COPD（ISP V12：PHILIPS社）
Improved advanced quantification of affected lung volumes
AIベースのセグメンテーションにより肺炎などの病変を含むデータの精度を向上。

➡巻頭カラー参照

診断ワークステーション)への進化のトピックや各社の製品開発状況からみた今後の展望を予測する。

新型コロナウイルス対応

新型コロナウイルス感染症(COVID-19)

による感染は我々の生活だけでなく、医療現場にも多大な影響を及ぼした。この見えない脅威への対応や経験はこれまで誰もが遭遇したことのない事例であり、各医療施設では医療崩壊を防ぐべく、様々な対策や取り組みがなされた。特に、最前線で行うCT検査や胸部X線撮影などは、COVID-19の診断に有用とされている。

CT装置では、AI Deep Learning カメラユニットによって精度の高いポジショニングが自動化されるなど検査時間の短縮化が可能になるほか、スタッフの負担軽減、省力化だけでなく感染対策にも有用な機能が追加されている。更に、Deep Learning技術を用いたデノイズ再構成技術を用い、SNRの低い入力画像からNeural networkを介してSNRの高くノイズが少ない画像が得ることができるようになった。

ワークステーション側では、従来からあったCOPDなどに用いられていた肺機能解析にAIを用いたセグメーテンションを行い肺炎などの病変を含む精度が向上した。また、ボリューム計測を行う際の閾値の設定もユーザーが自由に設定できるようになってきている(**図1**)。

TERARECON社では、Lung Density Analysisのアップデートとして、COVID-19の診断向けに開発された機能でデータロードと同時にAIエンジンを使用して肺マスクを自動で抽出し、各カラーテーブルに合わせた体積を算出し、Histogram解析のカーブの形状をワークフローテンプレートとの連携が可能である(**図2**)。また、Envoy AIのプラットフォームも利用した肺結節などの解析への臨床応用も可能である。

Siemens社などでも同様な解析(**図3**)がクラウドシステム(teamplay digital health platform)を利用した胸部CT画像のAIの解析ソフトサービスも行っている。肺機能解析は、これまで、COPDなど限局した部分でのみの利用であったが、新型コロナ感染症の対応として、機能が充実してきた。ただ、薬事法など臨床応用する

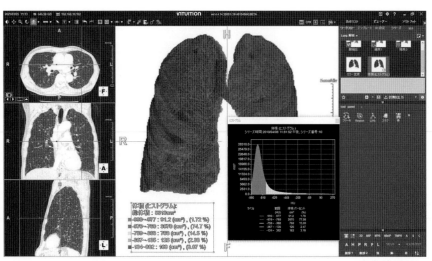

図2 Lung Density Analysis(iNtuition:TeraRecon社)
COVID-19の診断向けに開発された機能で、AI肺機能抽出エンジンが実装され、データロードと同時に肺マスクを自動で抽出し、各カラーテーブルに合わせた体積を算出できる。
➡巻頭カラー参照

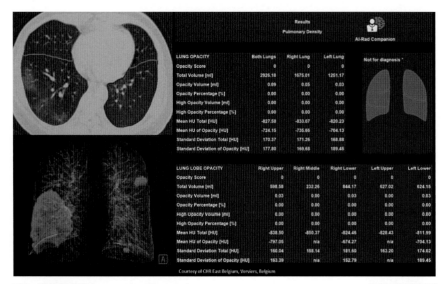

図3 肺密度計測(*syngo* via:Siemens)
胸部CT画像から肺および各肺葉を自動的にセグメンテーションし、肺密度計測を行い、肺密度が高い部位の体積,各部位での割合および平均HU値の自動計測を行う。
➡巻頭カラー参照

際には、メーカーごとで注意が必要である。

MRI解析を
はじめとした
新たなアプリケー
ションの潮流

近年のMRI分野では、機能解析を伴う高分解能で多時相の撮像が多く行われるようになった。大量のボリュームデータを効率よく処理し、業務の負担軽減を図ることが求められている。

しかし、心機能解析や4D Flow、拡散テンソル画像（DTI）など解析するアプリケーションが撮像技術に追い付いていない現状であったと思われるが、今年に入り新たなステージへと移行したように感じる。

MRIの心機能解析は、これまで、ワークフローテンプレートが装備され、オートやセミオートで左室を抽出し、10〜20phase程度の画像を心基部から心尖部まで、トレースし解析をしていた。最近では、各社AIベースのセグメーテンションの採用により作業軽減が図られており、壁が薄く困難を要していた右室のトレース精度もよくなっている。更に、Strain解析もtaggingの画像を使用することなくシネ画像だけで解析も可能となってきている（**図4**）。

他の心臓のMRI解析では、心筋の組織性状を診るT1MAP（**図5**）で、繊維化をみるための細胞外容積分画（extra-cellular volume：ECV）を定量的に計測するアプリケーションも各社出揃ってきた。この組織性状評価は、CT分野でもDual Energy CT装置やSpectral CT装置の造影画像を非剛体で位置合わせを行い心筋のECVを評価（**図6**）できるようになってきている。

2020年に改定された心アミロイドーシス診断ガイドラインでもECVについて紹介されており今後の臨床活用のポテンシャルは非常に高いことで注目されている。また、このECV解析は、他の臓器でも注目されており、特に、肝臓領域でも可能になってきている（**図7**）。

ここ数年流行していた血流解析のアプリケーションである4D Flow解析は、PC法などで撮像した画像から、主な動脈のフローパターンの可視化と計測を行うアプリケーションが必要であった。また、動

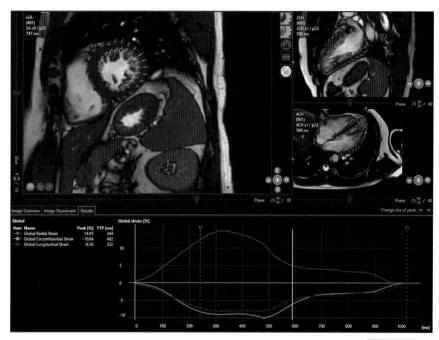

図4　MR Caas Strain Analysis（ISP V12：PHILIPS社）　➡巻頭カラー参照
Quantify myocardial strain
3方向のシネデータから心筋の詳細な動きを解析することにより、拡張型心筋症（DCM）、肥大型心筋症（HCM）などの診断とモニタリングのサポートが行える。

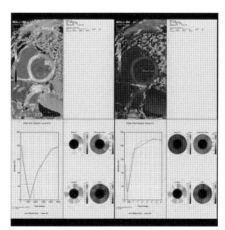

図5　T1MAP（iNtuition：TeraRecon社）　➡巻頭カラー参照
心筋のNuLL値を求めるLook Locker法を利用しT1MAPを作成し、ECV等の解析を行える。

脈系だけでなく、弁に対するフローにフォーカスをし、その位置をトラッキングしながらフローパターンを可視化しなければならない。これまで、視覚的な評価しかできなかったが、各社対応してきている（**図8、9**）。

他には、拡散テンソル画像（DTI）やDWIBSの結合、DWBSのADCの定量評価などのアプリケーションは各社追従し対応してきている。

近年、ワークステーションは、CT画像やMRI画像の大量のボリュームデータを用いた手術支援や定位放射線治療など精度の高い画像処理が求められている。当院では、昨年、本態性振戦に保険収載されたMRガイド下集束超音波治療（MRgFUS）を行っており、治療計画や術前後の画像評価の際に、マルチデータフュージョン（MDF）を多用している。MRgFUSは、約650kHzの超音波を発生させるエレメントが1024個埋め込まれた半球形フェーズドアレイトランスデューサで、各エレメントの位相を電子的に制御することにより、脳内部の任意の部位（Vim核やGPiなど）に焦点を形成し治療を行うものである。数mm単位の精度で感覚障害や麻痺などを起こさないために治療計画画像は重要である。その治療計画を行う際、STIRやT2の3方向、DWIなど複数の画像をfusionしfiberの確認を行っている。ZIO社のマルチデータフュージョンは、最大8種類の画像（**図10**）を活用できる。

更には、CT画像と血管撮影の画像をfusionすることも可能である。

これらワークステーションによる画像解析結果が手術支援や治療効果判定だけでなく、研究へと結びつけるトレンドとなってきており、ワークフローに組み込まれたAIを利用し、大量のボリュームデータを効率よく処理し、業務の負担軽減も図ることが求められている。

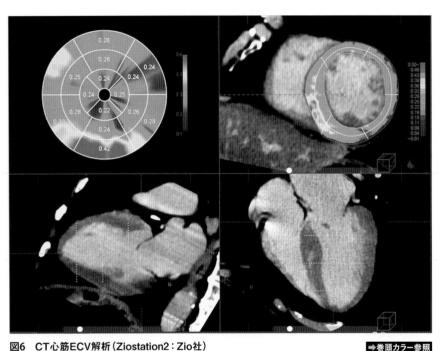

図6　CT心筋ECV解析（Ziostation2：Zio社）
ヨードマップデータを使用してECVを評価する。
非剛体位置合わせを利用し差分ボリューム計算で正確なECVを算出する。
➡巻頭カラー参照

ニューノーマルの時代へ

インターネットなどIT技術の活用がカギとなるニューノーマルの時代へ適応するためには、デジタルトランスフォーメーションが重要であると考えられている。特に、現状の薬事法や医療情報の観点からPACSに直接いろいろなツールを組み合わせていくことが難しい現状がある。今、まさに始まっているAI時代に、ワークステーションがこれらのゲートウェイ

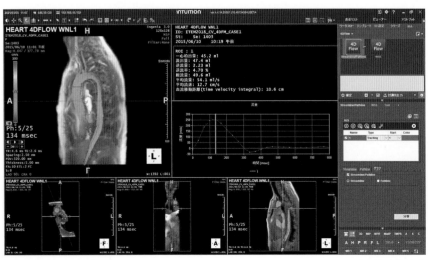

図7　MR 4D Flow（iNtuition：TeraRecon社）
➡巻頭カラー参照

的な役割を果たしていき、日本が遅れている今後迎えるべくAI時代に発展する方向性は、他モダリティとの融合、画像解析、レポート機能といった付加価値を与えていかなければならない。

　海外では、ワークステーションのアプリケーションをお試しで使ったり、他社のアプリケーションを取り込めるなどのサブクリプションサービス（図11）が始まっている。また、感染症対策として、遠隔操作サービスなども行われ始めている。これらのサービスは、災害の多い日本では、BCP（事業継続計画）としての活用も期待できるであろう。日本の現状を考えれば、3Dワークステーションがサードパーティーであることにより各種医療ネットワークへの接続ハードルが柔軟に対応できゲートウェイ的な役割が容易というメリットも考えられる。そして、リモートワークというビジネススタイルも可能にできるのではないだろうか。

　新型コロナウイルスの流行によって、世の中は、大きく変わり、ニューノーマルの時代を生き抜くために、病院経営や働き方、災害対策など新たな取り組みをはじめていかなければならない。ワークステーションが、携帯電話のアプリのようにその施設の需要に応じてアプリケーションを選べるオープンプラットホーム方式がひとつのカギとなるかもしれない。

まとめ

　3Dワークステーションは、ワークフローに組み込まれたAIを利用し大量のボリュームデータを効率よく処理し、業務の負担軽減が図られている。今後のワークステーションメーカーは、これまで培ってきたKNOW-HOWとチャネルを活用し、放射線部門を中心としたAIやDXを基軸としたリモートワークも可能とする環境を構築、提供するディストリビューターとして新たなフェーズに進もうとしている。

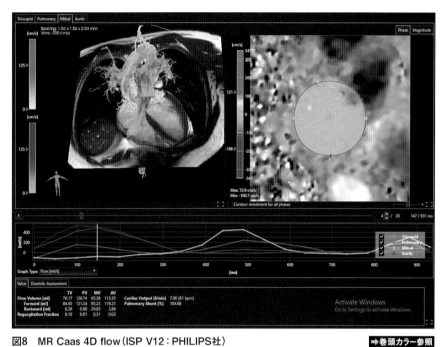

図8　MR Caas 4D flow（ISP V12：PHILIPS社）　➡巻頭カラー参照
For heart and main arteries
Artery module 4D Flowデータから主な動脈のフローパターンの可視化
Herat module 弁のフローにフォーカスし、フローパターンの可視化

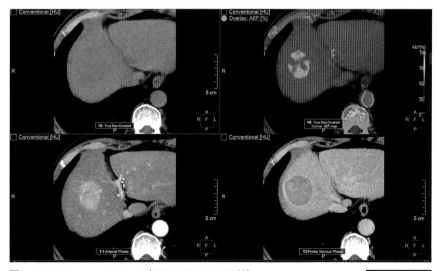

図9　CT Multiphase Analysis（ISP V12：PHILIPS社）　➡巻頭カラー参照
Creation of CT spectral and conventional AEF and ECV color maps
1つのアプリケーションでECV（Extra cellular Volume）と肝臓のAEF（Arterial Enhancement Fraction）を解析できる。

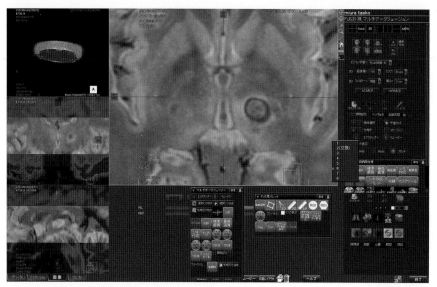

図10　Multi Data Fusion（Ziostation2：Zio社）
MRgFUSの際に用いるマルチデータフュージョン
最大8種類のデータを取り込める。
➡巻頭カラー参照

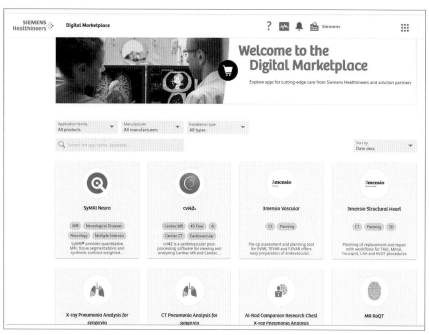

図11　Digital Marketplace（Siemens社）
インターネット上で様々なアプリケーションを取得できる。
➡巻頭カラー参照

今年売れそうな製品

1. 4D Flow解析

　これまで限られたメーカーの解析ソフトしかなかった。

　各社解析ソフトを搭載したことにより撮像シーケンスとともに売れるのではないだろうか?

2. DWIBS解析

　全身の結合に加え、ADC mapやSTIRとのfusionやヒストグラム解析も可能となった。

　研究会でも盛んに取り上げられている。

3. ECV解析

　心臓領域だけでなく、肝臓など他の部位でも盛んにおこなわれるようになってきている。

　診療ガイドラインにも紹介されている。

必読！ 注目の最新文献はコレ!!

1

CT Quantification and Machine-learning Models for Assessment of Disease Severity and Prognosis of COVID-19 Patients

Acad Radiol, 2020 Dec;27(12)1665-167
Wenli Cai,Tianyu Lui,Xing Xue, et Al

COVID-19肺炎のヒストグラムを用いたCT定量および機械学習モデルで、疾患の重症度を評価し、臨床結果を予測することにより、COVID-19患者の管理における意思決定を支援する大きな可能性を示した論文である。

2

K. Yamada K et al: MR Imaging of Ventral Thalamic Nuclei

AJNR Am J Neuroradiol 31:732–35, 2010

DTIを撮像した際に、トラクトグラフィーを描出するのに大変参考になる論文である。
少し時間の経った論文であるが、是非、読んでいただきたい論文である。

グローバルな医用画像診断プラットフォームの今後と課題

聖マリアンナ医科大学 医療情報処理技術応用研究分野 研究技術員 | 小林達明

2021年におけるAIのトレンドと最新動向について、診療放射線技師の視点から、私見を述べさせていただく。
AIのトレンドは、グローバルな医用画像診断プラットフォームである。プラットフォームとなるために必要な条件は、クラウド、AIへの柔軟性、目的別のモジュラリティ、次世代医療情報プラットフォームとの協調性である。

In this article,one radiologic technologist will forecast the future medical imaging platform in radiology.
The AI trend introduced in this article is the global medical imaging diagnostic platform. Requirements for becoming a platform are 1.be cloud ready, 2.AI ready, 3.modularity for aim, 3. cooperativeness of the nextgen global medical information platform.

2021年におけるAIのトレンドと最新動向

「世界はひとつの教室[1]」というカーン・アカデミーの創始者であるSalman Khan氏が書いた著書がある。Khan氏は、この著書に書き綴られているとおり、従来の教育上の問題の改善のために、パソコンとインターネットさえあれば誰でも教育を受けられる仕組みを作り上げた。これを医療で試みるとどうだろう。ここで、この試みを仮に「世界に1つの病院(The one world healthcare)」と呼ぶことにする。

まず、世界に1つの病院の医療情報システムはどのようなものになるだろうか。患者と医療施設との距離を縮める次世代の電子カルテとしての医療用SNSライクなユーザーインターフェースが搭載され

るかもしれない。そして、ユーザーがどの国からでもアクセスできるように、(COVID-19による世界的パンデミックが医療へのアクセスを一変させたこともあり)今日では当たり前のように行われるようになった遠隔診療が中心に据えられたシステムになる可能性が高い。

では、世界に1つだけの病院の放射線画像検査の機能はどうなるだろうか。世界規模の情報基盤から作成されたAIを使って、画像検査や画像診断のプロセスの一部は自動化されるだろう。このような自動化は検査部門だけでなく様々な医療プロセスが対象になる。自動化されたことで生み出された時間は、3Kと揶揄されることもある医療・介護現場での仕事を改善するために利用され、研修や研究、進学、休暇、患者と向き合う時間を増やす、新しい仕事をするなど、医療従事者がクリエイティブに過ごす時間に変えられるかもしれない。

実際、世界に1つの病院は存在しないが、米国のAll Of Usプロジェクト[2]のように、テイラーメイド医療と呼ばれるプ

レシジョン・メディシンを実現しようとするためには、世界に1つの病院のような着想から日本の医療が発展する可能性は大いにあるのではないだろうか。また、このように多様化した医療情報システム全体から収集された医療情報は、次世代医療基盤法に則り、患者の同意のもとで、情報基盤を形成する貴重なリソースとして医療の質の改善のために有効に二次利用されるだろう。収集された十分なデータを用いて、客観的かつ有用な情報を医師だけでなく患者まで提供するために、医学統計と機械学習によりAIが開発されるサイクルが生まれると考えられる。ここでいうAIは、医療AIとも呼べる。これは広義に、医療のプロセスを支援可能な人工知能技術と解釈でき、人が行う医療の特定のプロセスを模倣できるコンピュータである。狭義には、ここではZandi[3]らの文献に倣うことにする。

画像診断分野における医療AIのさきがけとして、シカゴ大学の土井邦雄先生らが研究してきた診断の意思決定支援、治療戦略決定支援を目的としたCADが挙げ

られる。CADの中でも、マンモグラフィと胸部単純X線画像を対象とした画像診断支援は、研究の歴史も古く、近年急速に発達した深層学習と相まって、近いうちに成熟するのではないかと有識者の間で予想されてきた。その予想は、改善の余地は残しつつも、用途別で見れば現実のものになったと言える。マンモグラフィ上の病変検出支援AIとしては、TheraPixel社のMammoScreen™がある。Pacilèらは、MammoScreenなしの評価AUCが0.769であったのに対し、利用したときはAUCが0.797まで改善されたと報告している[4]。胸部単純X線画像を用いた肺結核の検出支援AIでは、Qure.ai社のqXRが2016年から進化を止めずにバージョンアップされ続けている。

Ebrahimianらによれば、肺炎の重症度スコア(RALE score)を胸部単純X線画像といくつかの患者情報因子からqXRを使って予測した結果、その精度はr2(決定係数)でおよそ0.8であったと報告してい

る[5](決定係数は1に近いほどよく、0.7以上で低くはない精度と判断できる)。また、同社は頭部CT画像から主な急性所見を高精度に検知可能なqERの提供も開始している。qXRやqERはQure.aiのWebサイトからサインインしてすぐに研究用途で利用し始めることができる。なお、これらのソフトウェアはすべてFDA承認済みである。これらは一例であり、実際には様々な疾患を対象としたAIが開発されている。日本においては、PMDAによるAIプログラム医療機器(locked)の承認も円滑に進められるようになってきている。

AI分野で注目している製品

すでに紹介したqXR、qERに加えて、画像診断プラットフォームであり、Web

ベースのアーキテクチャを有し、AIがプラグイン可能という点で先駆的であると考えられている製品を2つ紹介する。

1. QUIBIM Precision

QUIBIM社が提供している、治療効果を画像から客観的に定量化するためのイメージングバイオマーカを主眼としたプラットフォームであり、従来の高度な計算モデルとAIを用途に合わせて組み合わせて解析することができる。ローカル環境とWeb環境(Microsoft Azure data-centerによるクラウド環境)で利用できる。

2. Arterys AIプラットフォーム

Arterys社が手がけるクラウドベースの画像診断プラットフォームであり、AIも目的別に利用できる。AIの開発はMilvue社(フランス)が担っている。Chest AIという機能を用いた例では、AI

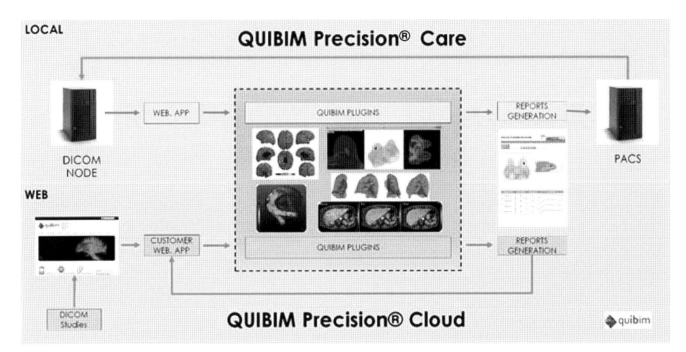

Figure 73 QUIBIM Precision® 2.8 diagrams of hospitals and cloud solutions.

図1　QUIBIM Precisionの概要(出典：QUIBIM Precision® 2.8 USER MANUAL) ➡巻頭カラー参照

の判定結果を参照しながら画像の確認が行えることがわかる（**図2**）。

このほか、Arterys社のみならず、国内企業のNOBORI社は、日本の医療AIユニコーン企業であるエルピクセル社のEIRLをモジュール化し、画像診断システム上で利用できるよう提供を開始している。

システムとプラットフォームの違いは、DICOMビューワ＋レポーティングシステムだけでなく、クラウドで利用できるか、個々の研究者が利用しやすいか、AIへの柔軟さ、目的別解析が可能なモジュラリティを有しているか否かで使い分けていることをご容赦願いたい。

また、画像診断に必要なものが画像だけではない点を考えれば、ラインヘルスケア社、MICIN社などが提供するクラウドベースの患者情報システムと、上記に紹介したような画像診断プラットフォームの連携は注目に値すると考えられる。

将来的には、プレシジョン・メディシンを見据えた、領域横断的・ビックデータドリブンな解析機能を持つクラウドベースでグローバルなワークステーションが、Googleアカウントを使うかのような感覚で、医師を中心に提供され始める日もそう遠くはないのかもしれない。

近年注目される研究論文

上記で紹介したArterysのプラットフォームでは、自分で開発したモデルを提供することもできる。そのような企業との連携に興味がある方向けに、最近の論文を個人的な所感を交えながら紹介させていただきたい。

まず、AIは領域横断が必要ということを認識させられた論文を紹介する。

乳腺腫瘍や肺結核の検出などでは、病理による確定診断結果と、マンモグラフィや胸部X線画像の画像で学習データを完結させることができるが、より複雑な課題をAIに解かせようとした場合には、機知に富んだ工夫が必要になると考えられる。例えば、Vermaらは、脳腫瘍のラジオミクス特徴量から無増悪生存期間（PFS）を予測するモデルを報告している[6]。この報告では、ラジオミクス特徴を計算するために、病理の組織型ごとにセグメントを分けてMR画像上のラベルを作成している。技術的には可能とわかるが、実際にこのようなスタディを実行しようとすれば、放射線科医、脳神経外科医、病理医が連携しなければ難しい。自分の専門を飛び越えて連携し、領域横断できるリーダーシップが必要になるだろう。

次に、自戒の意味を込めて、AIに統計の知識が必要である事例として、デー

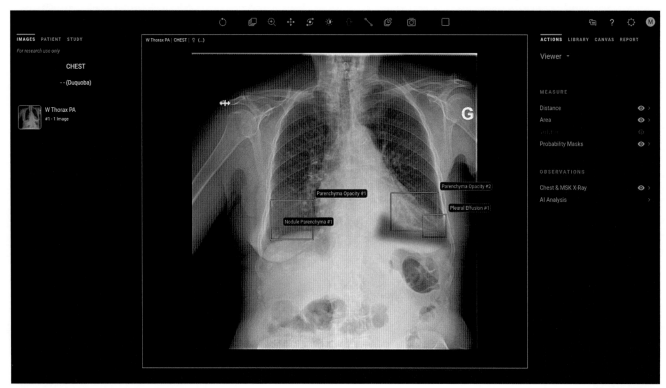

図2 Chest AI（Arterys社製）の操作画面例　➡巻頭カラー参照

タ・リーケージによって精度を過剰に高く評価してしまったことを否定できない論文を紹介する。

Akkusらは、脳腫瘍のMR画像から1p19q染色体の共欠失の有無を予測し、高い精度で分類予測ができたと結論づけている[7]。しかし、方法には、データセットを訓練とテストに分ける際に、画像をランダムに選び振り分けたと記載がある。これは、画像がPatient-wiseに分けられておらず、患者ごとに複数ある類似した画像が、訓練データセットとテストデータセットに混在してしまったことでテストの精度が高くなっている可能性を否定できない方法である。このような例を予測統計や機械学習分野ではデータ・リーケージと呼ぶ。AIの予測精度が高いときほど、データ・リーケージがないか確認することが大切であることを思い返させてくれた一例である。

さて、ここまで画像を用いたAIの事例を紹介してきたが、自然言語や波形を対象とした例も紹介する。

自然言語は文の構成語を、波形は心電図のような波を離散化可能なデータとして扱うことで学習データとして利用できる。Houらは、敵対的強化学習を用いて、胸部X線画像を対象として、画像キャプショニングが可能なモデルを作成し、画像診断レポートの文章を自動生成した結果を報告している[8]。診療放射線技師が放射線科医のクオリティに近い文章を検査終了と同時に臨床医に提供できるようになれば喜ばれるかもしれない。Wulanらは、波形に特化したGAN（Generative Adversarial Network）を組み合わせて用いることで、正常波形、右脚/左脚ブロック波形の模擬データ生成に成功している[9]。質の高い模擬データが生成できるようになれば、学習データの増強、教育教材などに利用可能になる。

ここで紹介した研究はごく一部であるが、このように、クリニカル・クエスチョン次第でいろいろなAIを開発できることがわかる。ただし、ここで、1つ重要なことを付け加えたい。それは研究の課題設定についてである。

AIの開発時は、より精度の高いAIを開発するという目標だけでなく、患者のQALY（Quality-adjusted life year、医療行為に対しての費用対効果を経済的に評価する技法として用いられる）が改善されるような医療ビジネスシーンを意識した研究の課題設定を行い、開発されたAIが社会に受け入れられやすいかどうかを事前に検討しておくことが肝要である。

結びになるが、掛け算をするにはまず足し算の知識が必要であるように、医療AIも複雑なタスクを処理するためには、必要な論理パーツを集める必要がある。

これから様々なAIが開発され、パーツは埋められていく。人が子供から大人になるにつれて徐々に論理的思考を発展させていくように、医療AIは人の行う複雑なタスクを少しずつこなせるようになっていくと考えられる。

しかし、医療AIは良いところばかりではなく、課題も多い。技術的な面では、AIが示した結果をどのように正しいと説明するのか（受け取り側がどのように解釈するのか）という疑問はこれからも継続して研究されなければならない。グローバルに集められたデータから開発された場合には、種の壁を乗り越える必要があるかもしれない。実用の面では医師や患者がAIを信じすぎないようにしなければならない。社会実装の面では、「特許無くして市場なし」と言われるように、医療系の研究機関が果敢に研究資金を獲得し、アイディアを特許化し、企業へのバトンを渡す活動を活発に行なう必要がある。2017年に保健医療分野における

AI活用推進懇談会で協議された計画の大枠のロードマップでは、ちょうど2021年からが本番と呼べるような内容になっている。引き続き、これからの動向に医療AIを開発するプレイヤーの一人として注目していきたい。

〈文献〉
1) Salman Khan: The One World Schoolhouse:Education Reimagined, Twelve, Published. 2012
2) Precision Medicine Initiative (PMI) Working Group:The Precision Medicine Initiative Cohort Program – Building a Research Foundation for 21st Century Medicine. 2015
3) Kristine Bærøe et al: How to achieve trustworthy artificial intelligence for health, Bulletin of the World Health Organization; 98: 257-262, 2020
4) Pacilè S et al: Improving breast cancer detection accuracy of mammography with the concurrent use of an artificial intelligence tool. Published Radiology: Artificial Intelligence. 2020
5) Shadi Ebrahimian et al: Kalra: Artificial intelligence matches subjective severity assessment of pneumonia for prediction of patient outcome and need for mechanical ventilation: a cohort study. Scientific Reports volume 11, Article number: 858 2021
6) Ruchika Verma et al: Tumor Habitat-derived Radiomic Features at Pretreatment MRI That Are Prognostic for Progression-free Survival in Glioblastoma Are Associated with Key Morphologic Attributes at Histopathologic Examination: A Feasibility Study.Radiology: Artificial Intelligence, Published. 2020
7) Zeynettin Akkus et al: Predicting Deletion of Chromosomal Arms 1p/19q in Low-Grade Gliomas from MR Images Using Machine Intelligence. J Digit Imaging, Aug; 30(4): 469-476, 2017
8) Daibing Hou et al: Automatic Report Generation for Chest X-Ray Images via Adversarial Reinforcement Learning.IEEE Access, Vol.9, pp.21236-21250, 2021
9) Naren Wulan et al: Generating electrocardiogram signals by deep learning. Neurocomputing, Vol/404, No.3, pp.122-136, 2020

2021年のオートプシー・イメージング

東京大学医学部放射線医学｜藤本幸多朗、石田尚利、五ノ井　渉、渡邉祐亮、沖元斉正、阿部　修

オートプシー・イメージングが日本でも広く認知されるようになり、死後画像の役割も死因推定だけでなく、身元確認にも及ぶようになってきた。放射線学的識別（Radiologic identification; RADiD）による身元特定が可能な構造について、日本からも報告がある。大規模な身元特定を可能とするには、そうした構造の特定に限らず、照合における技術的な発展も望まれる。

The role of postmortem imaging is not only to estimate the cause of death, but also to confirm the identification of the deceased. After the Tohoku earthquake and Tsunami in 2011, it was anticipated that a large number of unidentified bodies will be found at once in Japan. In addition to identification by dental findings, postmortem CT is also expected to be used for identification. In order to enable identification on a large scale, it is necessary to develop matching technology as well as to find the structures that lead to identification.

2021年における死後画像（診断）のトレンド

2014年6月から日本国内において死因究明等推進計画が進められ、2020年4月にはその根拠法として死因究明等推進基本法が施行された。こうしたところで、「死因究明等」という用語が使われることが多いため、死後画像（オートプシー・イメージングとも言われる）の役割というと、死因を探ること、というイメージが強いが、「死因究明等」という用語は「死因究明及び身元確認」を省略したものである。また、死後画像は、その遺体のみならず、後世を生きる者にとっても有益な情報が得られることもあり、予防医学・社会的要請の側面もある。

これまでは、死後画像の解釈、画像から推定できる死因、死因を推定するための手法に対して重点が置かれてきた。しかし、日本でも2011年に東日本大震災を経験し、数多くの身元不明遺体が一度に多数生じたことで、身元特定の重要性が理解されてきた。同時に、一般医師に対する死体検案研修や医学部のカリキュラムにも死因究明等に関する教育内容が組み込まれるようになり、死因究明等に関する裾野が広がってきている。また、令和2年7月時点で、死因究明等推進協議会の設置が47都道府県のうち、38都道府県にまで進み[1]、東日本大震災での歯科所見を用いた身元確認の経験から、歯科診療情報の標準化や利用促進事業が進められており、死後画像を大規模に利用する準備が進められている。こうしたことから、今後は身元確認にもフォーカスが当てられることは想像に難くない。「2021年のトレンド」と大げさな表現は適切ではないかもしれないが、このとこ

ろ報告が増えている遺体の身元特定について話を進めたい。なお、死後画像と一口に言っても、様々なモダリティがあるが、ここでは、（日本の）放射線科医が最も触れる機会の多い、死後単純CTを主に念頭においている。

遺体の身元特定（個人識別）は、（断片的な）遺体から、身長・性別・年齢などの身体的特徴を把握し、候補者を推定する段階と生前資料（死後画像に限らず、様々な比較資料）を用いて身元を確定させる段階がある。遺体は軟部組織が保たれていないことも多く、長期間の変化に強い骨性構造物による推定が有用なことが多い。また、遺体の骨は断片的に見つかることもあるため、様々な種類の骨（大腿骨、肩甲骨、胸骨、骨盤、頭蓋骨など）を用いた検討が行なわれている[4]。骨構造による性別の推定は、骨盤や頭蓋骨の形態的特徴、計測値や判定式に基づく報告がなされているが、対象者の年齢や、

人種差など生物学的多様性のため、その精度にはバラツキが生じる。年齢推定については、死後CTを用いたものとして頭蓋縫合や恥骨接合間距離などが報告されている。こうして、遺体の候補者を絞り、最終的には、DNAなどによる確定を行う。

一方で、生前の画像データと直接比較する方法も個人識別に有用とされる。放射線学的識別（Radiologic identification; RADiD）と言われ、治療痕や医療用機器（人工関節や人工弁など）などの異常所見に加え、個人差の大きい正常所見がこれに利用される。特に、歯科所見は指紋やDNAと同程度に信頼できる方法とされている[2]。死後CT画像を用いたものとしては、副鼻腔や頭蓋縫合、乳突蜂巣などの解剖学的構造が知られており[3]、最近の研究では、頭蓋骨の重ね合わせや肋骨・胸骨・椎体を生前と重ね合わせる方法[4]が報告されている。CT画像は、2次元的に比較ができるだけでなく、Volume Renderingなどの3D再構築技術を用いれば、撮像時のスライスが異なっていても判定ができる点が優れている。また、生前と死後の両者を重ね合わせることができれば、視覚的にもわかりやすい。昨今、IT技術発達が目覚ましく、このような照合は以前よりも比較的容易に行うことができるようになってきた。東日本大震災では身元不明遺体が一度に数多く生じることを経験し、将来的には首都直下地震が想定されている。災害のみならず、日本の高齢化社会・多死社会において、身元特定が必要な事例は増えていくことが想定される。日本では、CTの普及率は極めて高く、近年は死後CTの撮像も普及してきていることから、画像比較による身元特定は有用なツールである。すでに実績のある歯科領域では、大規模利用のため、一元的なデータベース化を見据えて発展が望まれている。

これと同様に、死後CTも身元確認に利用していくためには、①個人照合に有用なRADiDとして使用できる部位や構造の同定　②再構成技術の確立　③照合ツールの開発が必要であり、それらが同時並行的に進歩していくことで、死後画像による身元特定技術の進歩が期待される。

死後画像の分野で今後の期待される製品

本邦では、死後画像診断は単純CTがほとんどであるが、主に欧米からは造影CTやMRIに関する報告も多くでている。特に、死後造影CTについては、TWGPAM（Technical Working Group Postmortem Angiography：死後血管造影ワーキンググループ）が2012年にヨーロッパで発足し、毎年ワークショップが開催されている。研究論文でも、死後造影CTの有用性は示唆されているが、日本において未だに普及の兆しも見えない。その理由の1つに、造影技術上の問題点がある。死後造影CTを行うには、鼠径部に切開を置き、そこからカニューレを挿入することで、造影剤の注入を行う。しかしながら、その切開が解剖と同一視され、解剖許可のない症例は刑法に触れる恐れがある[5]。また、その機器も高額であることも普及しないことの原因である。1台あたり、80,000スイスフラン（約940万）、1回の造影CTの費用は500スイスフラン（約60万円）と非常に高額である[6]。3Dプリンターを使用して、カテーテルなどの使い捨て部分については、従来の1/4程度までコスト削減を図ることができる[6]ものの、高額であることにはかわりなく、導入にあたって障壁のひとつとなっている。このように施行意義が明らかになってきている死後造影CT装置ですら、その普及が難しい現状において、死後画像製品市場を想像することは難しいが、筆者の想像の範疇で今後の開発が期待されるものを挙げてみたい。

1. 生前と死後画像の照合用ソフトウェア

前述のように、生前と死後のCTデータを比較することで個人特定に役立つ可能性があるが、データベースとなる生前情報がどこでどのように作成され、管理されるのかが大きな問題である。そしてその照合にあたって、一意に個人を特定できることを検証する必要があり、手動でそれを検証することは難しい。将来的にデータベースを用いて身元不明遺体を検索する場合、その照合は自動化されていることが望ましいと考えられる。それゆえ、比較するデータを自動的に照合できる技術・ツールは必ず必要になる。

2. Dual energy CTの死後CTへの応用

Dual energy CT自体は、すでに実臨床でも用いられているが、死後CTにおいても研究報告が上がっている[7]。アーチファクト軽減ができ、実臨床では、例えば術後の金属アーチファクト軽減に用いられる。これを死後画像に応用するとビームハードニングアーチファクトの軽減に有用である。死後のCTでは手を体の横に置いた体位で撮影することが多いために、ビームハードニングアーチファクトを軽減することで画質が向上する。さらに、Dual energy CTでは、実効原子番号に基づく物質弁別が可能である。生前では、ヨード造影剤と血腫の区別や、尿路結石・痛風結節の描出（**図1**）などに用いられる。死後CTでは、金属などの何らかの異物が描出された際にその組成を判別できるかもしれない。また、血液凝固が病的に生じたものか、死後変化として生じたものなのかを区別できる可能性もありそうである。それが死因推定や身元特定につながることもあるだろうと考えられる。すでにSiemensからは "Ai edition" としてデュアルエナジー搭載可能なCTが発売されているが、さらなる応用に期待したい。

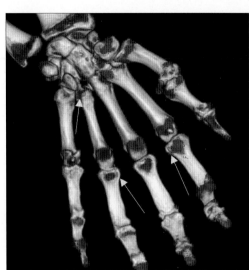
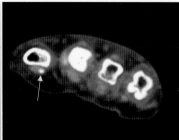
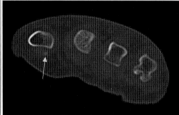

図1　dual energy CTを用いた解析
➡巻頭カラー参照

Siemens SOMATOM Definition Flashによる尿酸結石の描出（生前画像）。
尿酸結石は緑色の結節として描出されている。
単一エネルギーのみでは石灰化病変か尿酸結石かどうか不明だが、Dual energy CTによる解析を用いることで、尿酸結石とわかる。

3. Virtobot：低侵襲ロボットシステム

　Virtobotは、2009年に3D表面スキャン及びCTガイド下生検を低侵襲に行う産業用ロボットとして発表され、2014年に改良版であるVirtopsy2.0が紹介された[9]。pubmedで"virtobot"を検索しても、2014年以降は主な報告はなく、2020年に、Virtobotを用いたCSF採取についての報告が確認できる[10]程度である。法医学者の安全を守るという点からも、このシステムは期待が持てる。急速な普及や技術発展がすぐにもたらされるわけではないが、今後に期待したい。

表1　死後画像におけるCT angiographyとDual energy CTの役割と特徴[7, 8]

	CT angiography	Dual energy CT
長所	組織コントラストが得られる 出血源同定が可能	生前CTの技術をそのまま転用できる 造影剤を使用しなくてよい 遺体への影響がない 軟部組織コントラストが改善する
短所	造影装置が高額で、使用に技術が必要 使用する造影剤によって分散パターンが異なる 造影剤が解剖結果に影響を及ぼす可能性がある	Dual energy CTの導入が必要 Dual energy CTの撮像方式が複数ある
適応	外傷、出血 冠動脈疾患、血管病変	アーチファクト軽減 画質向上 異物検出

〈文献〉
1) 厚生労働省(2020), 第2回死因究明等推進計画検討会, 「参考資料1 現行の死因究明等推進計画に掲げられる各施策についての取組状況(令和2年3月末時点)」 https://www.mhlw.go.jp/content/10800000/2nd-kentokai-s1-2.pdf (accessed 2021-02-14)
2) Interpol (2018). Disaster Victim Identification Guide, https://www.interpol.int/How-we-work/Forensics/Disaster-Victim-Identification-DVI (accessed 2021-02-14)
3) Hatch GM rt al: RADid: A pictorial review of radiologic identification using postmortem CT. J Forensic Radiol Imaging 2(2): 52-59. doi: 10.1016/j.jofri. 2014. 02.039, 2014
4) Matsunobu Y et al: Bone comparison identification method based on chest computed tomography imaging. Leg Med 29: 1-5. doi:10.1016/j.legalmed.2017.08.002,2017
5) オートプシー・イメージング学会 (2016-11-04)注目される新技術：多相死後血管造影MPMCTAと施行時の留意点, https://plaza.umin.ac.jp/~ai-ai/reading/proposal/proposal_120.php (accessed 2021 02 14)
6) Schweitzer W et al: Very affordable post mortem CT angiography kit: Feasibility study using immersion pump and 3D printed parts. J Forensic Radiol Imaging. 16: 11-18. doi: 10.1016/j.jofri. 2018.12.002, 2019
7) Persson A et al: Advances of dual source, dual-energy imaging in postmortem CT. Eur J Radiol 68(3):446-455. doi: 10.1016/j.ejrad. 2008.05.008, 2008
8) Ross SG et al: Postmortem CT angiography: Capabilities and limitations in traumatic and natural causes of death. Radiographics 34(3): 830-846. doi: 10.1148/rg.343115169, 2014
9) Ebert LC et al: Virtobot 2.0: The future of automated surface documentation and CT guided needle placement in forensic medicine. Forensic Sci Med Pathol 10(2): 179-186. doi:10.1007/s12024-013-9520-9, 2014
10) Franckenberg S et al: Semiautomated robotic, CT-guided needle placement for postmortem CSF sampling – a Novel application of the Virtobot. All Life 14(1):75-79. doi: 10.1080/26895293.2021.1875056, 2021

必読! 注目の最新文献はコレ!!

1
Helmrich E et al: Postmortem CT lung findings in decedents with Covid-19: A review of 14 decedents and potential triage implications.

Forensic Imaging 23: 200419, 2020

COVID-19死亡症例の肺所見を14症例集めたものである。死後には、背側すりガラス影やコンソリデーション、crazy paving patternなど、非特異的な死後変化があるが、境界不明瞭な円形浸潤影や牽引性気管支拡張、逆ハローサインなどは、COVID-19肺炎を示唆する所見となりうることを提示している。

2
Coolen T et al. Early postmortem brain MRI findings in COVID-19 non-survivors.

Neurology 95: e2016–27, 2020

COVID-19死亡例に対する死後頭部MRIの検討を行っている。生前のCOVID-19症例では、白質脳症や微小出血が知られているが、死後MRIでもそれらの所見が認められた。また、嗅球の非対称性異常が見られた症例も報告している。

3
Ampanozi G et al: Postmortem imaging findings and cause of death determination compared with autopsy: a systematic review of diagnostic test accuracy and meta-analysis.

Int. J. Legal Med 134: 321–37, 2020

非造影死後CTや、死後MRIにおける死因特定の感度・特異度についてのメタアナリシス論文である。非造影死後CTでも、骨格損傷や出血の診断が可能であるが、MRIや死後造影CTをあわせて用いると、より感度が上がっていた。ただし、死後造影CTについては、3つの論文のみを対象としているため、議論の余地はある。

4
Wagensveld IM, Myriam Hunink MG, Wielopolski PA, van Kemenade FJ, Krestin GP, Blokker BM, et al. Hospital implementation of minimally invasive autopsy: A prospective cohort study of clinical performance and costs.

PLoS One14: e0219291, 2019

日本のみならず、世界的にも解剖数が減少している中で、全身解剖をしない方法として、CTやMRI、必要に応じてCTガイド下生検を用いることを検証している。CTやMRIそれぞれ単独では有用性が落ちることを認めつつも、疑わしい所見に対して、必要に応じて生検を加えることで、高い死因診断率に至ることを提示している。ただ、症例によっては解剖よりも時間がかかることがある。

2021年におけるオートプシーイメージングのトレンドと最新動向

筑波メディカルセンター病院 放射線技術科｜齋藤 創

Ai（Autopsy imaging）からは2021年のトレンドとしてCTから一般臨床で活躍しているSpectral CTのAiへの応用や可能性について、同一部位を複数回撮影して加算処理を行うFused-CT、MRIからは定量値を個人認証に使用可能なMRFを紹介したい。

From the field of Ai (Autopsy imaging), I would like to introduce three trends in 2021. First, about the application and possibility of Spectral CT, which is active in general clinical practice, from CT scan. Next, I would like to introduce Fused-CT, which had the same part multiple times and performs sum up processing, and finally, MRI, which can use quantitative values for personal authentication.

はじめに

剖検の割合が世界中で低下傾向である[1,2]一方、1986年に幕を開けたAi（autopsy imaging）は臨床、法医学で普及してきている。死因の特定を主として、時には解剖のガイドとして各モダリティの装置の進化と共にAiも技術革新を伴うことが予想される。最近のトピックとしてはCOVID-19感染者の在宅療養中の死亡例が急増している事である。死亡例に対して肺野の評価[3]や脳に所見を有する人が散見されており[4]Aiの重要性が高まると考える。

Spectral CT

日本は人口あたりのCT保有台数が世界的に見ても多く、一般的にAiはCTを用いて行われる事が多い。CTは高い時間分解能を有するモダリティであるが、近年は組織分解能向上の方向へシフトしてきている。その筆頭にスペクトラルCTがある。X線エネルギーを仮想的に変化させる分光情報から実行原子番号画像を得ることが可能である。原子番号のスペクトルを検出する事ができ、人体組成以外であればより鋭敏に検出可能である。実行原子番号画像は異物や薬物の同定に期待される。カルシウム抑制画像はMRIの脂肪抑制画像に近い画像で骨髄浮腫が描出可能である（**図1**）。これは生前に起きた外傷か死後に起きた外傷かの鑑別を可能にする。また仮想的にX線エネルギーを変化（40kVp〜200kVp）させることにより小児領域でのコントラスト改善が期待される。

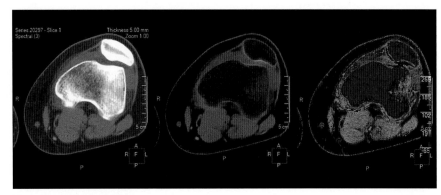

図1　フィリップスHPより引用
　a　一般的なCT画像
　b　Calcium Suppression
　c　電子密度画像

a｜b｜c

➡巻頭カラー参照

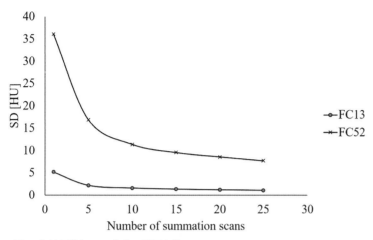

図2　加算回数とSDの変化　引用文献5より

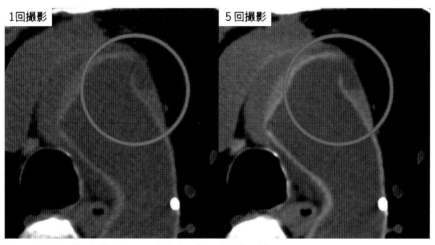

図3　大動脈解離の加算回数による見え方の違い。（当院画像）

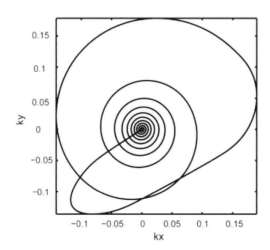

図4　Magnetic resonance fingerprinting の収集データ
指紋のような軌跡を描くようなデータ羅列である。引用文献6より

Fused-CT

　続いてFused-CT[5]がある。体動がなく、被ばくの影響を気にしなくて良いPMCTならではである。高線量を使用すると画像のSD（standard deviation）は低下するが、装置によりX線管球の出力には限界があり、その限界をカバーできる撮影法である。撮影した画像を装置やワークステーションを用いて加算処理を行う。この加算回数は10回がSD（図2）とNPS（noise power spectrum）の減少の効果が高い[6]。人体の構成で生体の軟部組織はCT値が30〜60HUと近似している。自己融解の影響がある場合はよりコントラストの低下が起こる。Fused-CTは1回撮影では目視で分離できないCT値の差を大きくしてコントラストをつける方法である。大動脈解離を例に挙げると解離のentryが1回撮影より5回撮影でより明瞭に描出できる（図3）。コントラスト、粒状性は向上し病変の検出率向上に期待される。

MRF

　MRIからはMRF（Magnetic resonance fingerprinting）を紹介したい。MRIといえば強調画像を異なる撮像法で得ることが多いが、Synthetic MRIで定量値が一度の撮像で得られるようになり臨床でも定量値の評価が再注目されている。その中で新しいコンセプトに基づいたMRFがCase Western Reserve UniversityのMaらにより2013年にNatureに掲載された[7]。組織の定量値を算出して個人認証に使用できる技術である。IR-bSSFP（inversion recovery-balanced steady state free precession）法をベースにしたシーケンスで定量値（T1値、T2値）を得て（図4）、結果をBlock方程式に入力して解きdatabaseに登録するというフローで処理

を行う。テータ取得、マッチング、情報取得の流れが、指紋認証のプロセスに似ていることからこの名前が付けられた。現段階では脳で多く行われており、骨軟部組織でも研究されている。本研究は生体信号を使用しており、死後とのマッチングは死後に定量値の変化ない臓器や部位があれば、大規模災害時の個人同定に活躍することが期待される。

オートプシー
イメージングの
分野で
今年売れそうな
製品

1. フィリップス CT IQon
スペクトラルCT

一般臨床機として普及している製品であり、特徴として2層検出器を持つCTである。120kVpの撮影とスペクトラルイメージングの両立が可能である。軌道のズレはなく、低感電圧領域でも画質の劣化はない。多彩なアプリケーションと革新的な技術でAi領域でも活躍が期待される機種である。

2. GE超音波画像診断装置
LOGIQ E10x

Bモードでは画像のすべてのピクセルが焦点化される全視野・全深度フォーカスを実現している。減衰を定量化するUGAP（Ultrasound-Guided Attenuation Parameter）を搭載している。SWVエラストグラフィーも搭載しており、組織や筋肉の硬さを容易に測定可能である。さらに低温の遺体は音速の低下により超音波の反射が起きやすいが、入射音速の変更ができる点も評価できる。

3. ATWHY紫外線消毒器QBA-05

感染防護製品から携帯用UV除菌機器をご紹介したい。放射線より波長の長い紫外線を用いて細菌の生存力と繁殖力を無効にし、効果的に細菌、カビ、ダニなどの細菌を殺すことが可能である。使用時に消毒棒で対象物に10秒照射するだけで99.9％の殺菌率が得られ、納体袋やCT装置の除菌に役立つこと間違いない。

〈文献〉
1) JL Burton, J. Underwood, Clinical, educational, and epidemiological value of au- topsy, Lancet 369: 1471-1480, 2007
2) KG Shojania, EC. Burton, The vanishing nonforensic autopsy, N. Engl. J. Med 358: 873-875, 2008
3) I Kniep et al: COVID-19 lungs in postmortem computed tomography. Rechtsmedizin: https://doi.org/10.1007/s00194-021-00462-z, 2021
4) T Coolen et al: Early postmortem brain MRI findings in COVID-19 non-survivors. Neurology 95: e2016-e2027, 2020
5) T Kobayashi et al: Fused CT-Improved image quality of coronary arteries on postmortem CT T by summation of repeated scans. Forensic Imaging 22: 200386, 2020
6) T Kobayashi et al: Noise reduction effect of computed tomography by image summation method (fused CT): Phantom study. Forensic Imaging 23: 200418, 2020
7) D Ma et al: Magnetic Resonance Fingerprinting. Nature 495: 187-192, 2013

必読! 注目の最新文献はコレ!!

1

Henri M de Bakker. et al. Fracture patterns of the hyoid-larynx complex after fatal trauma on the neck: retrospective radiological postmortem analysis of 284 cases.

Legal Medicine 134: 1465-1473, 2020

頸椎の致命的な損傷についての論文。舌骨-咽頭複合体骨折、脱臼、関節、解剖学的変化について評価しておりモダリティは単純X線とCTが用いられている。頸椎の外傷は甲状軟骨の上角の骨折が最も起きやすく、次に舌骨の大角の骨折が起きやすい。骨折があると事件性が高まる部位であり損傷の有無には細心の注意が必要である。

2

Daniela Sapienza. Et al. Feasibility Study of MRI Muscles Molecular Imaging in Evaluation of Early Post-Mortem Interval.

Natureresarch 10: 392, 2020

死亡時刻を推定することは法医学的にも難しい場合があり、死後の時間とADC(Apparent diffusion coefficient)、FA(fractional anisotropy)、MTR(Magnetization transfer ratio)とPMI(postmortem interval)の間に有意な逆相関があることを言及している。病理との対比もされており説得力が高い。死亡後の筋肉の死後変化を知る上でMRIで早期の死後時間が推定できる可能性があることを示唆している。

3

T Kobayashi. et al. Fused CT – Improved image quality of coronary arteries on postmortem CT by summation of repeated scans.

Forensic Imaging 200386, 2020

PMCT(postmortem computed tomography)で同じ部位を複数回撮影行い、それらを加算する事で血管壁と冠状動脈の内腔との境界がより明瞭に描出できる。10回加算された画像は9倍粒状性が視覚的に改善された。SDは40%減少した。管球容量に依存せず、多くの装置で実現可能な方法であり、PMCTでは被ばくの影響は問題なく、体動がない利点を生かした研究である。

4

T Coolen. et al. Early postmortem brain MRI findings in COVID-19 non-survivors.

Neurology 95 (14): e2016-e2027, 2020

COVID-19関連死亡例の脳MRI所見についての研究論文である。血管描出の程度を指標としてSWIのグレード分類を行なっている。非生存者における脳MRIは出血性病変、PRES(可逆性後頭葉白質脳)を示しており、臭覚障害は臭球の異常に限定されていた。脳血管疾患の合併も示唆される。日本では死亡例に対する例は数が少なく、検証するべき課題であると考える。

5

Y Makino. et al. Postmortem CT and MRI findings of massive fat embolism.

Legal Med 134(2): 669-678, 2020

大量の脂肪塞栓をCT、MRIを用いて評価している。死因が脂肪塞栓に関連していると考えられた被験者で右心の脂肪液レベルまたは肺動脈枝の管腔内脂肪が検出できた例があり、このような所見を有する場合は大量の脂肪塞栓症が示唆される。MRIはCTより明確に脂肪塞栓症を描出できる可能性がある。PMMRIで脂肪塞栓に関連した報告は少なく、脂肪塞栓の画像や病理を見る貴重な機会である。

被ばく低減

Medical radiation protection in a new era

国際医療福祉大学成田病院｜五十嵐隆元

本年4月に水晶体等価線量の限度に関する法改正が施行され、従事者に対する管理が強化される。また、昨年度に診断参考レベルの改訂もあった。こちらも多くのモダリティではICRPの考えにも準じた新しい概念が色々と導入されている。同じく昨年度には医療法施行規則の改正もあり、コロナ禍の中、医療現場におけるこれらへの対応も求められている。激動する医療放射線防護・管理の状況下でその精神に沿った対応が望まれる。

In April 2021, the law amendment regarding the limit of the equivalent dose to the lens of eye will be enforced, and the control for radiation workers will be strengthened. In addition, the diagnostic reference level was revised last year. Many modalities have introduced new concepts in line with the ICRP concept. Similarly, the revision of the Medical Care Act was enforced last year, and in the midst of the COVID-19 disaster, medical facilities are required to deal with them. In the changing situation of medical radiation protection and management, it is desired to respond in line with each philosophy.

2021年における医療放射線防護のトレンドと最新動向

2020年度から続く医療法施行規則改正、ならびに診断参考レベル（Diagnostic Reference Levels：DRLs）の改正の余波、並びに本年度からの電離則改正など、コロナ禍の中であるが様々な対応が望まれている。

医療法施行規則の一部改正に関しては、医療放射線管理責任者の配置、診療用放射線の安全利用のための指針の策定、放射線診療に従事する者に対する研修、患者への被ばく線量の管理及び記録などへの対応は進んでいるものと考えるが、患者への説明や事例発生への対応などさらに検討が必要になってきているのではないかと考える。併せて病院内の医療安全管理委員会等と医療放射線安全管理委員会の連携なども今後の課題となるかもしれない。

診断参考レベル（Diagnostic Reference Levels：DRLs）は前回の2015年から5年経過したことに伴う改訂（Japan DRLs 2020）である[1]。国際放射線防護委員会（International Commission on Radiological Protection：ICRP）では2017年にPublication 135 "Diagnostic Reference Levels in Medical Imaging"[2]を公表し、その中では新たな概念も公表している。Japan DRLs 2020では可能な範囲でこれらの新しい概念も取り入れつつ、改訂を行った。ここで前回と大きく異なるのは、DRLs策定の目的で線量データの収集をしたことである（2015年でもいくつかのモダリティでは線量データ収集を行っている）。コロナ禍で学会等の開催が制限されている中、十分な説明や普及ができていない中であるが、医療法施行規則改正にもリンクしていることであり、適切な対応をお願いしたいと考えている。

本年4月に予定されている電離放射線障害防止規則（電離則）における眼の水晶体の線量限度の見直し等に伴う改正の内容はすでにご存じかと思うが、

・放射線業務従事者が眼の水晶体に受ける等価線量の限度を、1年間につき150ミリシーベルトから50ミリシーベルトに引き下げるとともに、5年間につき100ミリシーベルトの被ばく限度を追加。

・外部被ばくによる線量の測定について、1センチメートル線量当量、3ミリメートル線量当量及び70マイクロメートル線量当量のうち、実効線量及び等価線量の別に応じて、放射線の種類及びその有するエネルギーの値に基づき、当該線量を算定するために適切と認められるものについて行う。

Medical radiation protection in a new era

国際医療福祉大学成田病院｜五十嵐隆元

・放射線業務従事者が眼の水晶体に受けた等価線量について、3月ごと及び1年ごとの合計に加え、5年ごとの合計を算定し、記録し、原則として30年間保存する。

・電離放射線健康診断結果報告書（様式第2号）について、眼の水晶体の等価線量による区分欄を「20ミリシーベルト以下の者」、「20ミリシーベルトを超え50ミリシーベルト以下の者」及び「50ミリシーベルトを超える者」に改めるとともに、各線量による区分欄に「検出限界未満の者」の項目を追加。

・線量限度引き下げに伴う経過措置として、一定の医師※については、眼の水晶体に受ける等価線量の限度を以下のとおりとする。

令和3年4月1日～令和5年3月31日の間　1年間につき50mSv

令和5年4月1日～令和8年3月31日の間　3年間につき60mSvおよび1年間につき50mSv

※放射線業務従事者のうち、遮蔽その他の適切な放射線防護措置を講じてもなおその眼の水晶体に受ける等価線量が5年間につき100mSvを超えるおそれのある医師であって、その行う診療に高度の専門的な知識経験を必要とし、かつ、そのために後任者を容易に得ることができないもの。

等がその内容である[4,5]。電離放射線健康診断結果報告様式の変更や一部の医師に対する移行措置などには留意すべきである。

本年1月に米国の米国放射線防護審議会（National Council of Radiation Protection and Measurements：NCRP）よりX線撮影に伴う生殖腺防護の是非に関する "NCRP Recommendations for Ending Routine Gonadal Shielding During Abdominal and Pelvic Radiography" というステートメント[6]と "Implementation Guidance for Ending Routine Gonadal Shielding During Abdominal and Pelvic Radiography" という文書[7]が発出された。それ以前にも米国医学物理学会(The American Association of Physicists in Medicine：AAPM)からも同様なステートメントが発出されている[8]。ヒトでは遺伝的影響が確認されていないということやICRP2007年勧告[9]での遺伝的影響に関する名目リスク係数の大幅な引き下げ等に伴うものと考えられる。我が国でも日本放射線技術学会の放射線防護部会内に「小児股関節撮影における生殖腺防護に関する検討班」がすでに立ち上がって検討が始まっている。本件に対する我が国での議論の推移は注目に値するものであろうし、全国的なコンセンサスが必要になってくることでもあろう。

今年注目のアイテム

昨年も述べた[10]が、放射線防護メガネが特に注目すべきアイテムであろう。最近は、血管撮影のように術者の足側から散乱線が侵入してくるような手技のために、防護メガネのレンズが足側へ傾斜するような構造となり、メガネと頬の隙間からの散乱線の侵入を防止するタイプのものも出てきている。眼という粘膜に近い部位への装着品であるため、感染制御の観点から共用を避けるか、もしくは装着時に十分な消毒が必要であろう。

令和2年3月に厚労省から出た「電離放射線障害の業務上外に関する検討会」報告書　脳腫瘍と放射線被ばくに関する医学的知見について[11]では、「UNSCEAR2006年報告書では、脳および中枢神経系の腫瘍の罹患・死亡が統計学的に有意に増加する最小被ばく線量についての記載はない。個別文献では、放射線治療患者及びチェルノブイリ除染作業員に放射線被ばくと脳腫瘍発生の関連性を示唆するものがみられたものの、最小被ばく線量を示す知見は得られなかった。脳腫瘍を含む全固形がんを対象としたUNSCEAR等の知見では、被ばく線量が100から200mSv以上において統計的に有意なリスクの上昇は認められるものの、がんリスクの推定に用いる疫学的研究方法はおよそ、100mSvまでの線量範囲でのがんのリスクを直接明らかにする力を持たないとされている。」としている。しかしながら、外国では放射線防護用帽子の使用が徐々に普及しつつあり、わが国でもすでに流通が始まり、使用している医師も見かけるようになってきた。今後の動向に注目しておくべきかも知れない。

必読! 注目の最新文献はコレ!!

1

National Council on Radiation Protection and Measurements. NCRP Recommendations for Ending Routine Gonadal Shielding During Abdominal and Pelvic Radiography.

NCRP Statement No. 13, January 12, 2021

・遺伝的影響のリスクは、従来推定されていたよりもはるかに小さい。

・技術の向上により、X線撮影での骨盤臓器への吸収線量は大幅に減少した。

・生殖腺防護は自動露出制御（Automatic Exposure Control: AEC）の適正な使用を阻害し、かえって線量の増加を招くおそれがある。

・生殖腺防護は骨盤の一部を隠し、X線写真で描出が必要な部分を隠してしまう可能性がある。

・生殖腺防護は限界がある放射線防護具の面積と患者の解剖学的な生殖腺位置の個人差等により、多くの患者で生殖腺を完全に防護できない可能性がある。

・卵巣は散乱線によっても被ばくする。

　結果として、ほとんどの状況で放射線防護具の使用は、被ばくによるリスクを減らすことにそれほど貢献をせず、かえって被ばくの増加および診断情報の喪失という意図しない結果をもたらす可能性がある。これからNCRPは、生殖腺防護具の使用は、ルーチンワークとして正当化されないと結論付けている。

2

Rehani MM, Hauptmann M. Estimates of the number of patients with high cumulative doses through recurrent CT exams in 35 OECD countries.

Physica Medica 76: 173-176, 2020

　OECD（Organization for Economic Co-operation and Development）加盟国において、繰り返しのCT検査において100mSv以上の累積実効線量を受ける患者の数を推定した論文である。35のOECD加盟国での5年間で100mSv以上の累積実効線量の患者の推定総数は、12億人（1,176,641,900人）の人口のうち約250万人（2,493,685人）、つまり人口の0.21%であった。人口1,000人あたりで表すと、範囲はフィンランドの0.51から米国の2.94までで、ほぼ6倍の違いがあった。5年間で累積実効線量が100mSv以上の患者が人口1,000人あたり2人以上いる国は、ベルギー、フランス、アイスランド、日本、韓国、ルクセンブルグ、ポルトガル、トルコ、および米国であった。

　ちなみに日本に関するデータは、人口126,443,180人、1年間での1,000人当たりのCT件数230.8件、5年間での累積実効線量が100mSv以上の推定患者数335,517人である。1,000人当たりの5年間での累積実効線量が100mSv以上の推定患者数は2.65人であり、米国の2.94につぎ第2位である。

3

Strauss KJ et al: Reconsidering the value of gonadal shielding during abdominal/pelvic radiography.

J Am Coll Radiol 14(12):1635-1636,2017

X線撮影時の生殖腺防護について再考を促す論文である。2ページのみの短いものであるが、生殖腺防護の取り扱いを再考するにあたり大きな問題となる心理的影響やその対処についても述べている。答えはここで見出すことはできないが、少なくとも考えておくべきことは述べられている。これについては学会として、医療機関として、医療人として答えを見出すものなのであろうと考える。

4

多賀谷　昭: 被曝という言葉とその表記について.

日本放射線看護学会誌　6(1): 57-61, 2018

「被ばく」が日本人の心に生じさせる理屈を超えた否定的イメージの由来について、「被曝」という語とその表記方法の性質と歴史を検討した論文である。「被曝」は和製漢語であり、物理現象としてのexposure を受身で表現していると論じている。このような部内者性や受害感が科学的思考を妨げているようである。また、「被曝」という語は、1948年から1950 年の間に診療放射線技師が自身の職業的曝露を表すために考案したと考えられる。その前は中国語と同じ曝露や照射が使われていたとしている。

いつ頃からか、学会でも「被曝」から「被ばく」に用語が変わってきたが、これらに関する問題点も多様な視点から述べられており、一読すべき論文であろうと考える。最後に「被ばく」は、概念の同一性を保証しない点で学術用語の資格に欠け、その使用によって専門家自身にも影響が生じていると述べている。

5

Ghaderi KF et al: Contrast-enhanced Mammography: Current Applications and Future Directions.

Radio Graphics 39: 1907-1920, 2019

造影マンモグラフィに関する文献的考察を主とした論文である。マンモグラフィ装置のフラットパネル化が進み、Tomosynthesisとともに臨床での実用が期待されている手技である。この論文では、良性の除外診断、構築の乱れに対する良性の原因と悪性の原因の鑑別に有用、新たに乳がんと診断された患者の乳がんの範囲の評価ではMRIと同等の感度、さらには乳がん検診でも有効であるという可能性を述べている。

P olat DS et al: Contrast-Enhanced Digital Mammography: Technique, Clinical Applications, and Pitfalls.

6

AJR 215: 1267-1278, 2020

造影マンモグラフィ（Contrast-Enhanced Digital Mammography：CEDM）における現状や潜在的な臨床応用、および現在の課題をレビューした論文である。内容としては造影の方法や撮影の方法、臨床応用、検診への応用に対するコスト、ピットホールまで検討している。

Full-field Digiral Mannmography（FFDM）による標準的な精密検査の補助として使用した場合、CEDMは診断感度が大幅に向上することが示されている（0.71〜0.78; p＝0.006）。低エネルギーCEDM画像は石灰化病変の描出能を損なうことなくFFDM画像の代用として使用できるため、CEDM画像に加えてFFDM画像を収集しても、CEDM画像のみを収集する場合と比較して感度の利点はほとんどない（FFDM＋CEDMの感度とCEDMのみの感度は、95％ vs 94.7％）。

Jeukensらは、CEDMの平均乳腺線量（D_G）が2.80mGy、FFDMの平均D_Gが1.55mGyであると報告し、CEDMはFFDMと比較して放射線量を81％増加させるとした。CEDMでの放射線量の増加は、主にすべての撮影において低エネルギーおよび高エネルギー画像両者の収集によるものであり、重要な健康リスクを引き起こさないとしている。MRIと比較したCEDMの欠点としては、胸壁や腋窩を画像化する能力が限定的であるとしている。

〈文献〉
1) 医療被ばく研究情報ネットワーク(J-RIME). 日本の診断参考レベル(2020年版).
2) International Commission on Radiological Protection (ICRP). Diagnostic reference levels of medical imaging. ICRP publication 135. Ann ICRP. 46(1): 2017
3) 五十嵐隆元: わが国の診断参考レベルの概要 —現状と今後の展望—. Jpn. J. Health Phys. 54(1): 13-18, 2019
4) 厚生労働省労働基準局長通知. 電離放射線障害防止規則の一部を改正する省令等の施行等について. 基発1027第4号. 令和2年10月27日
5) 厚生労働省・都道府県労働局・労働基準監督署. 放射線業務を行う事業主の皆さまへ 令和3年4月1日から「改正電離放射線障害防止規則」が施行されます. リーフレット(令和2年4月)
6) National Council on Radiation Protection and Measurements. NCRP Recommendations for Ending Routine Gonadal Shielding During Abdominal and Pelvic Radiography. NCRP Statement No. 13, January 12, 2021
7) National Council on Radiation Protection and Measurements. Implementation Guidance for Ending Routine Gonadal Shielding During Abdominal and Pelvic Radiography. Companion to NCRP Statement No. 13, January 12, 2021
8) American Association of Physicists in Medicine. AAPM Position Statement on the Use of Patient Gonadal and Fetal Shielding. April 2, 2019. https://www.aapm.org/org/policies/details.asp?id=468&type=PP Accessed Feb 13, 2021
9) International Commission on Radiological Protection (ICRP). The 2007 Recommendations of the International Commission on Radiological Protection. ICRP publication 103. Ann ICRP. 37(2-4), 2007
10) 五十嵐隆元. Medical radiation protection enters a new era. Rad Fan 18(4): 68-71, 2020
11) 厚生労働省 電離放射線障害の業務上外に関する検討会. 「電離放射線障害の業務上外に関する検討会」報告書 脳腫瘍と放射線被ばくに関する医学的知見について. 令和2年3月

2021年の大腸CT

あかつきクリニック/イーメディカル東京｜鈴木雅裕

大腸CT検査がわが国において注目されはじめて10年以上。しかしながら、あの頃考えていた検査数は今なお達成されていない。なぜ、普及が進まないのか?その理由と今後の進む道を踏まえながら、2021年の大腸CTについて考える。

More than 10 years have passed since CT colonography began to attract attention in Japan. However, the number of tests that I had been thinking about at that time has not been achieved. Why isn't it popular? On the basis of the reason and the future of progress, I think about the CT colonography in 2021.

大腸CTの現在位置

大腸CT検査(CTC)が初めて報告されてからまもなく30年を迎えようとしている。海外においては主に大腸がんスクリーニング検査として普及し、現在では多くの組織が発行するガイドラインにおいてCTCを認める内容となっている。我が国においてもこれまで多くの研究や開発が行われ、大腸癌術前の血管造影を伴う精密検査として臨床応用が始まり、2012年には大腸CT撮影加算が保険収載された。これにより我が国においても大腸がんスクリーニングでのCTCが注目されることとなった。この頃CTCは世界的に注目され、国際学会ではCTCに関する多くのセッションが行われ、様々な内容が議論されていた。技術の成熟度などを示すガートナーのハイプ・サイクルに例えると、ブレークスルーによる黎明期であったと思われる。そして、超簡便な検査、前処置に要らない検査などと過度な期待を生じ、多くの施設で導入が検討されたピーク期に達し、その期待に応えられず関心が薄くなった幻滅期へと続いた。世界的にも大腸内視鏡の代替検査程度の扱いとなり、国際学会でのセッションの賑わいが激減したのを目の当たりにした。わが国においても爆発的な普及とはならず、検査件数も横ばい状態が続いている。

2021年の大腸CT

2021年、CTCはどうなるのか?

「幻滅期を抜け、検査の正しい理解が広まることにより、啓発期へ転じる」と断言したい。

そのために重要なことは、"誤解を解くこと"であると考える。私は国立がん研究センター中央病院時代にCTCに関する様々な開発や研究に携わってきた。2016年、イーメディカル東京遠隔画像診断センターに転職し、CTCを行うクリニックや健診センター、導入する病院など多くの施設に出向き、検査のサポートを行ってきた。その時に感じたことは"誤解されている"ことである。

まず前処置について、大腸の検査であるから前処置は腸がキレイになるまでしなければならないのは誤解である。前処置を簡略化するためのタギング製剤であり、標識した残渣に水分を含ませる。これがCTCにおける下剤や腸管洗浄剤の役割である。よって飲用量も少なく済み、刺激性下剤などよどの便秘症でもない限り使用する必要はない。超簡便な前処置のために開発された大腸CT用バリウム造影剤「コロンフォート内用懸濁液25％®」が二層化や沈殿により使いにくいとされたのは、治験の際に便秘症状にあわせて数滴使用されたものが、CTCの前処置に必要だと誤解されたことによる。また、バリウム用の前処置法にて水溶性造影剤によるタギングを行う施設もあった。標識の機序が異なるため望む結果が得られないのは当たり前である(**図1**)。

それから撮影技術、主に腸管拡張法であるが、送気を始めてから何分、何リットルで体位変換し…これも誤解である。

腸管は太さ長さに個人差があり、送気装置もメーカーによって送気のメカニズムが異なる。共通するのは装置に示される「現在の腸管内圧」であり、術者はそれと被検者の状態に注視するべきである。圧の変化が大きいときには拡張途中を意味し、圧の変化が少なくなり平衡状態となると腸管全体が拡張されたサインとなる（**図2**）。

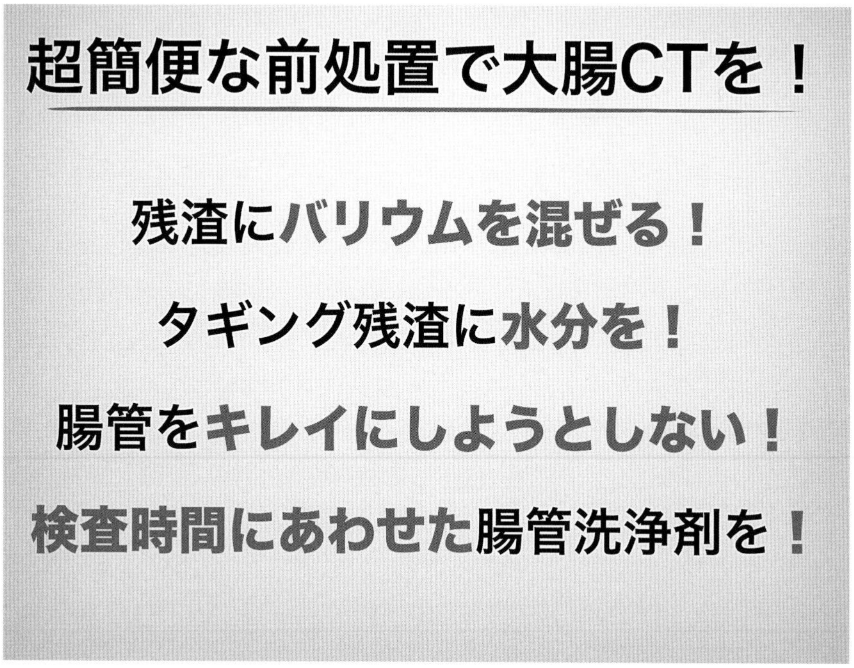

図1　前処置

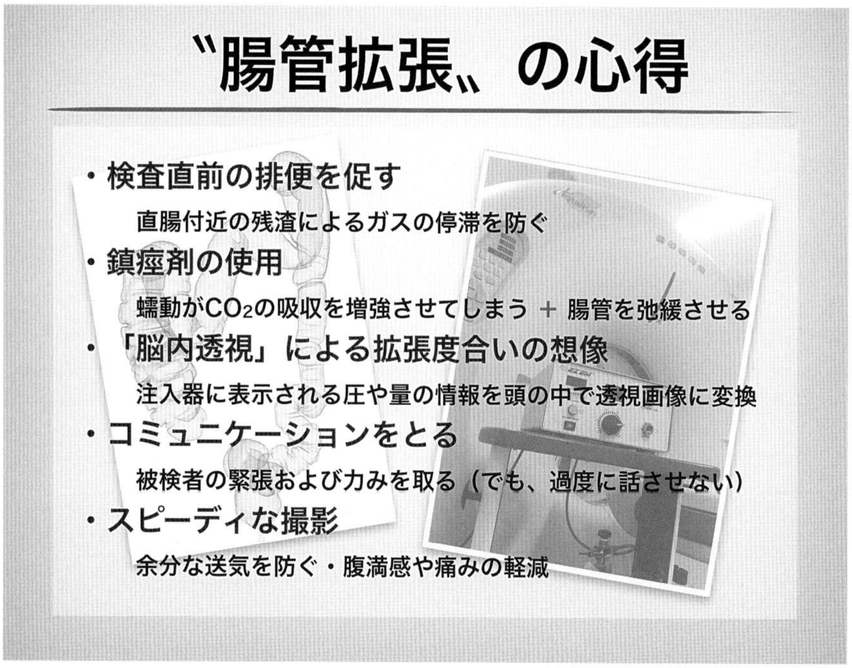

図2　腸管拡張

解析・読影方法にも誤解がある。現状わが国においては、主たる読影を担うのが放射線科医なのか消化器内科医なのか決まっておらず、診療放射線技師が解析および一次チェックレポートを作成し、医師が最終読影を行うのが一般的となっているが、その手法において海外のガイドラインを遵守し、CTCの3D読影を仮想内視鏡画像（Virtual Endoscopy）のみにより行っている場合がある。日本国内で普及しているワークステーションでは、大腸解析ソフトが実装されており、そこには解析・読影の精度や煩雑さを向上するための技術によって様々な3D画像を表示することが可能である。エビデンスが十分でないことが問題ではあるが、今後我々はこうした国内の技術を活用し、高精度なCTCのエビデンスを発信していくことが重要と考える。

現場で一緒に検査することで誤解を解き、その後も正しい理解による検査を実践してもらうと、恒常的に質の高い画像を得ることができる。被検者だけでなく医療側も負担が軽減される。理解度が深まるために依頼医も患者や受診者に十分な結果説明ができる。そして大腸検査を渋る患者などに対して自信を持ってCTCを勧められるようになる。こうして、イーメディカルでは施設数の増加をはるかに上回り、読影件数が飛躍的に増加した。現在では特定非営利活動法人大腸CT推進支援センターを発足し、遠隔読影のみならず、技術指導や導入へ向けたトレーニングなどを行っている。

これまで10年以上にわたり、CTCについて討議してきた診療放射線技師を中心とした会である特定非営利活動法人日本消化管CT技術学会（旧 消化管CT技術研究会）（**図3**）や多くの研究会を通じ、これらのことを学術的に多くの診療放射線

技師に伝えている。新型コロナウイルス感染症の猛威により参集型の学会・研究会ができなかった2020年、日本消化管CT技術学会ではエーザイとの共催にて「CT Colonography Webinar」を企画・開催した。ライブ配信のみのセミナーであるが、第1回は200名ほど、第2回では500名を超える登録と活発な討議により大盛会となった。いま再び、そして確実にCTCに興味を持つ人が増えてきている。炭酸ガス送気装置のメーカーによれば装置の問合せや引き合いも増加しているとのこと。正しい理解に基づいた前処置や撮影技術による検査を実践する施設、医師、診療放射線技師などが増えれば、間違いなく啓発期へと転じることになる。

大腸CTの
中期計画

　厚生労働省の発表するNDBオープンデータベースによると平成30年度の保険診療による大腸CTは年間51,000件台に戻し、社会医療診療行為別統計では令和元年6月に3,301件と前年から着実に増えており、徐々に件数増加の兆しが見えてきた。また、米国の予防医療に関するエビデンスを統括する米国予防医学専門委員会(U.S. Preventive Services Task Force, USPSTF)では、現在行っている大腸がん検診ガイドラインの改定において、検査間隔に差はあるもののCTCが大腸内視鏡と同列の記載に変更されている。ただし、これまでの研究のデザインや技術が不均一であるとのリミテーションが付いており、正しい理解による標準的なエビデンスが期待される。そしてこれまで記載のなかった45歳以上の大腸がんスクリーニングを推奨すると変更しようとしている。大腸がん検診の需要がさらに高まると予想される。

　今年度より開始された、特定非営利活

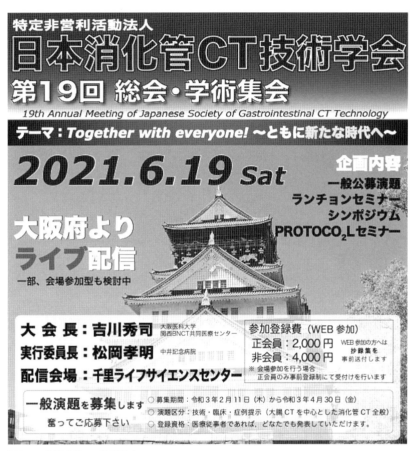

図3　日本消化管CT技術学会

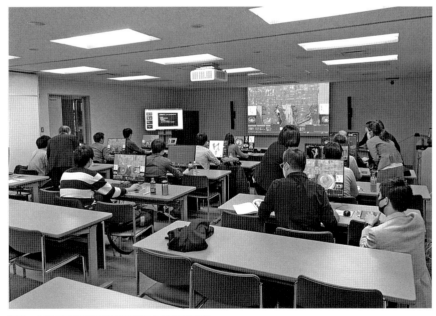

図4　大腸CT専門技師認定講習会（解析実習）

動法人日本大腸CT専門技師認定機構の「大腸CT専門技師」認定制度では、大腸の基礎・前処置・撮影技術・画像解析・術前・医療安全に項目分けされた専用テキストによる講習会が開催される。また、認定試験の受験資格には合計100症例の解析経験が必要となり、そのための解析実習もワークステーションメーカーの協力にて行われる（**図4**）。偏りのないCTCに関する正しい知識を身につけることが可能となり、CTCを真に理解することができる。

今年、啓発期へ転じるCTCは、様々な誤解を脱して安定期へ向けた着実な一歩を踏み出す。以下にそのために必要な私案をまとめる。

1）CTCを正しく理解した「大腸CT専門技師」を5年間で300名以上輩出する。
2）「大腸CT専門技師」がそれぞれの地域で、正しい理解によるCTCを実践する。
3）国内外の学会で「大腸CT専門技師」が正しい理解によるエビデンスを構築する。

今回初めて誕生する「大腸CT専門技師」が医師や看護師などと協力して正しい理解によるCTCを普及させる原動力となっていただくことで、わが国の大腸癌死亡率の低減につながると信じている。

今年のイチオシ!

1. 炭酸ガス自動注入器（図5）

CTCの実施に欠かせない装置である。新製品が出る予定は聞いていないが、実は発売されている機種数は世界でも最大を誇るのではないか。がんセンター時代にはじめて輸入し、多くの研究に使用したプロトCO2L（アシスト・ジャパン）は製造販売元こそ替わったが、今でもエーザイ系において販売されている。また、仲間が開発に携わった根本系列のKSC-130（杏林システマック）は数年前に注入設定が変更され、より使いやすい装置となった。

2. 大腸がんCT検診

人間ドックなどの任意型検診において CTCによる大腸がん検診が増えてきている。これまでオプションとしてCTCを採用する施設はあったが、検査に自信を持った施設はCTCによる大腸がん検診を含むコースを設定、販売し始めている。コロナ禍において健診や検診の受診控えが問題となっているいま、画像診断による確実ながん検診は注目され、内視鏡に比べ、接触や暴露リスクの少ない大腸がんCT検診の需要は大きくなる。

3. 大腸CT専門技師

2020年度、コロナ禍においてWEBを最大限活用し、認定事業を開始した特定非営利活動法人日本大腸CT専門技師認定機構は、放射線科医・消化器内科医を含む各種学会とともにCTCの真の普及を目指し活動している。認定講習会では、これまでなかったCTCのすべてを網羅する専用のテキストを用意し、認定試験受験までに合計100症例の解析経験を課す。CTCの誤解を解くための知識をもった、はじめての大腸CT専門技師がこの春、誕生する。

4. 遠隔読影を利用した 大腸CTトレーニングコース

特定非営利活動法人大腸CT推進支援センターが行う全く新しいCTCトレーニング法である。CTC導入に向けた勉強会、前処置や検査手順の策定からテスト検査での技術指導を行う。導入後の一定期間、施設での解析・読影と並行して遠隔読影を行い、解析・読影結果を比較しながら、自施設の症例で解析・読影能力を養うことができる。もちろん、ワークステーションや読影医のいない場合は、導入までのトレーニングを含んだ遠隔読影も提供できる。

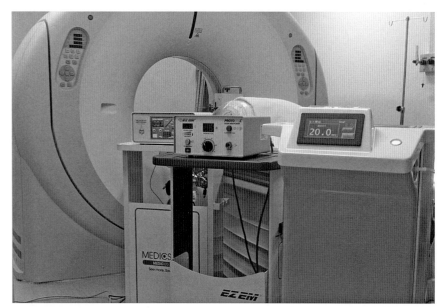

図5　開発中の炭酸ガス送気装置（2011年）

必読！ 注目の最新文献はコレ!!

1 **P**ickhardt et al: Diagnostic performance of multitarget stool DNA and CT colonography for noninvasive colorectal cancer screening.

Radiology 297.1: 120-129, 2020

CTCの世界的大家、Pickhardt先生の最新論文。米国で承認され急速に普及している便潜血検査と便中の大腸腫瘍DNA検出を組み合わせたmultiplex stool DNA test（MT-sDNA）とCTCの結果を後ろ向きコホート研究により比較したもので、進行癌の検出率はCTCが高く、その他の癌については同等の結果であったと結論づけている。

2 **M**ang et al: Electronic cleansing of tagged residue in CT colonography: what radiologists need to know.

Insights into imaging 11.1: 1-12, 2020

タギングとエレクトロニッククレンジングを行った際に特有のアーチファクトなど画像に影響を与える因子がまとまっている。本研究ではわが国で使用されるバリウムを用いたタギングではなく、またクレンジングの精度については使用するワークステーションによるため、すべてでなくとも知識として身につけておいた方がいいと考える。

3 **二**俣芳浩 ほか: CTコロノグラフィにおけるマトリックスサイズが病変の視認性に与える効果.

日本放射線技術学会雑誌 77.2: 135-144, 2021

北海道でCTCをがんばっている二俣氏の論文。2017年の論文では被ばく低減のための低管電圧撮影に警鐘を鳴らしてくれた。今回も我々が開発したCTCファントムを活用していただき、画像マトリックス数の増加によりCTCで危惧される表面型病変や腫瘍高2mm以下の病変拾い上げに対する有効性を示唆している。

4 **松**田松彦 et al: 大腸展開画像を用いたスクリーニングCT Colonographyの病変拾い上げ精度.

日本消化管CT技術学会誌 (in press), 2021

発行前ではあるが、今年度の日本消化管CT技術学会誌に掲載される論文。海外製など他の大腸展開画像とは違う、Virtual Gross Pathology（VGP）による評価を行っており、過去のVEによる読影方法と比較した結果は、感度・特異度は同等を維持しながら平均読影時間が大幅に短縮されたとしている。

PACS Innovation 2021

PACS Innovation 2021

熊本大学病院中央放射線部｜池田龍二

リプレース市場の今、PACSもイノベーションが必要である。
将来的なPACSの在り方を見つめ直す時期であり、効率化だけでなく最適化も含めたシステム構築が求められる。
Future PACSとしてキーワードを3つ定義するが、AIやRPAを活用した業務改善が期待される。

In the current replacement market, innovation is needed in PACS.
It is time to rethink what PACS should be in the future, and we are required to build a system that includes an optimization as well as efficiency.
Three keywords are defined as Future PACS, and it is expected that AI and RPA will be used to improve operations.

2021年におけるトレンドと最新動向

PACS市場は新規導入からリプレースの市場となり、今後どのようなイノベーションが起きるか期待が膨らむところである。

2021年のPACSのトレンドを考えるなかで、現状を振り返り、今後期待されるのは、"差別化"である。"絶対にこのPACSを使いたい!!"と特徴を持ったPACSの登場が待たれる。AI(Artificial Intelligence)、RPA(Robotic Process Automation)、ILM(Image Lifecycle Management)、Digital Twin、DX(Digital transformation)、HA(Hyper Automation)、VPA(Virtual Personal Assistant)、Orchestration(オーケストレーション)といった最新技術の導入や、GUI(Graphical User Interface)、スピード、価格(DICOMの接続料含む)、医療の質と安全の改善など、これらのキーワードを複数合わせもったシステムの登場に期待がかかる。

次世代PACSに期待される"Future PACS"とは?

図1に示すように、①その作業(業務)は自動化できるか?、②その作業(業務)は誰がやるか?、③その作業(業務)はどこでやるか? この3つのキーワードが今後のPACS Innovationに求められる。

①の自動化に対しては、AIやRPAなどの活用が期待され、効率的な業務改善が期待される。②の"誰がやるか"は、前述の自動化と合わせて、専門的な知識や技術を必要としない業務に対し、どう人とモノが共存して実施できるかである。さらに、③の"どこでやるか"は、自動化なのか、テレワークなのか、5Gを用いた遠隔操作なのかである。仮想化によって環境を変更する事や、様々なインフラを活用し、情報と資産を有効に活用する手段と方法の検討が必要である。

今後、より効率的に業務を行い、検査の質とコストパフォーマンスを最適化していくためには、これらの考えが必要であり、既存の考え方からのイノベーションが必要である。

1. データ保存の最適化とBCP(事業継続計画)

近年画像診断装置の発展や画像処理技術の進歩によって、データ発生容量の予測が難しく、システムの更新期間も予定より延長されるケースが増加している。前述したキーワードの1つであるILMに関して、階層化したシステムの構築がデータ管理の有効な対策として今後必要で

ある。データを保管する理由と価値を明確化し、コストパフォーマンスを意識した階層化を実現する事で、拡張性を含め

たデータ管理が期待できる（**図2**）。具体的には、保存する領域を複数の階層に分け、一番上には、直近の検査やアクセス頻

度の高いデータを保管する。高速性を要求される領域（Layer1）であり、SSD（Solid State Drive/ソリッドステートドライブ）などの高速に読み書きができるディスクを準備する事で、読影と参照の効率化が期待できる。次の階層（Layer2）には、Layer1よりもアクセス頻度は少ないが、一定の時間内（ストレスを感じない程度の時間で）で画像が表示できる保存領域を準備する。さらに、一番下位の層では、上位層よりもアクセス頻度が低く、治療が終了した患者のデータや、死亡患者のデータの保存領域となる。病院の規模や役割によって、これらの領域のサイズと容量単価のバランスを上手く考え、最適化を検討する必要がある。下位層においては、バックアップテープや外部保管、クラウドコンピューティングサービスも選択肢となる。さらに、これらのデータの保存領域へのデータの移動・連携においてAI技術の応用や、内蔵HDDの容量が少なかった時代に利用されていたプリフェッチ機能の活用が改めて注目されるところである。

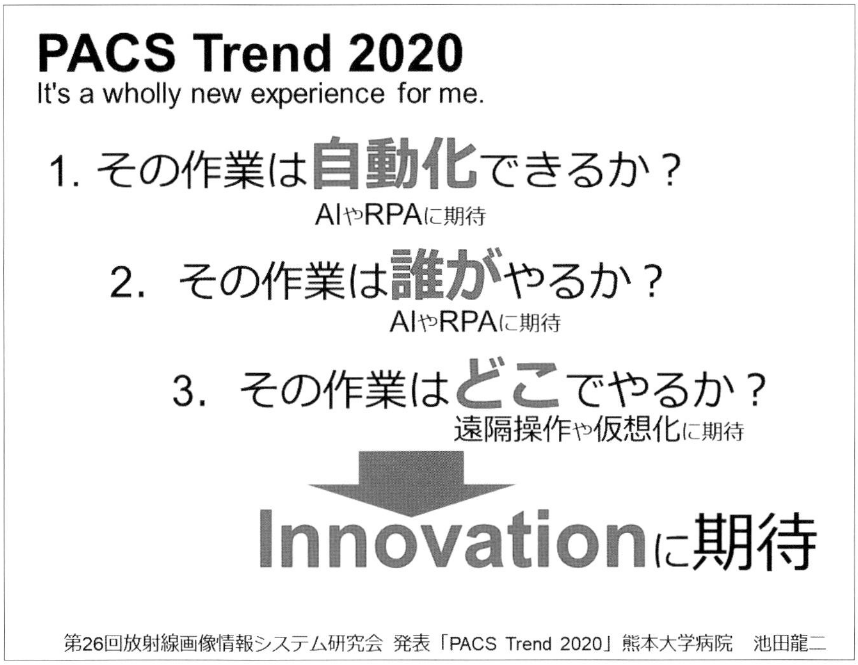

自然災害やサイバー攻撃によるデータの消失や業務継続のリスクにおける、PACSのBCP（Business Continuity Plan：事業継続計画）も検討が必要である。現在のPACSのボトルネックリソースを抽出し、リスクに備える必要がある。一次被害としてはデータの消失だけでなく、二次被害として、データの復旧に要する時間とコストや病院の信頼性の低下が存在する。データの保管場所の被災などを考慮すると、前述のデータ管理方法（階層化）含め、クラウドコンピューティングサービスやテープバックアップによる外部保管が今後さらに期待されるところである。

図1　PACS Trend 2020

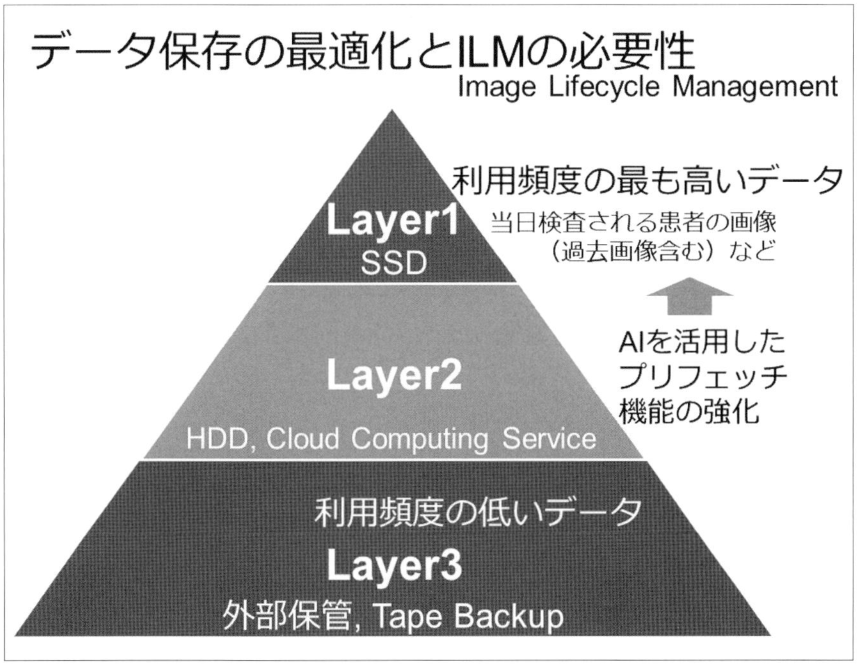

図2　データ保存の最適化とILMの必要性

2. インフラの再設計と サイバー攻撃への対応

インフラの再設計は、今後PACSをリプレースする際には、切っても切り離せな

い課題である。

これまでPACSベンダーのみで解決していた状況も、今後はインフラの構築やチューニングにおいて、より専門的な知識を持った企業との協力も必要である。また、システムの安定稼働は必須であり、PACSに求められるのはGUIなどの使い勝手はもちろん、稼働率と応答速度(レスポンス)の重要性である。作業効率をより向上させる為には、応答速度が必要不可欠であり、現在のモダリティから出力される高精細画像や3D処理のサーバ側での処理速度の向上のためにも、ネットワーク環境、仮想環境などのインフラの最適化のための再設計・検討が重要である。また同時に、セキュリティ環境の整備も念頭においておかなければならない。最新文献のところでも紹介する、PACSのクラウドコンピューティングサービスや医療機器を狙ったサイバー攻撃の事例報告も増加傾向にある。国内においても、画像診断装置にマルウェアが感染し、装置の不具合で再撮影を実施した報告も挙がっている。情報やシステムの連携、共有の利便性の向上のトレードオフとしてセキュリティリスクがあり、インフラの再設計時にはメリットばかりでなく、リスク対策も必要不可欠である。ハードウェアとソフトウェアの調達も、今後はハードとソフトを別々に検討し、各々の更新期間において、仮想環境含めて様々な更新パターンが可能となる。さらに、オンプレミスと、ハウジングやクラウドコンピューティングとの連携など、効率化とコストの最適化を検討した再設計が今後のトレンドとなる可能性が考えられる。

3. RPAへの期待

放射線部門領域へのRPA(Robotic Process Automation)への導入が期待される。RPAは別名デジタルレイバー(Digital Labor)と言われ、人間が行う作業を自動化する仕組みである。前述したFuture PACSのキーワードの1つにもある、"誰がやる"の"誰が"が"RPA"となり、業務の効率化が期待される。

既にご存知の方も多いが、RPAの得意とするところは(**図3**)、一定のルールに従って実施する繰り返し作業、構造化されたデータを取り扱う作業、マニュアル

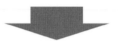

図3 RPA導入メリット

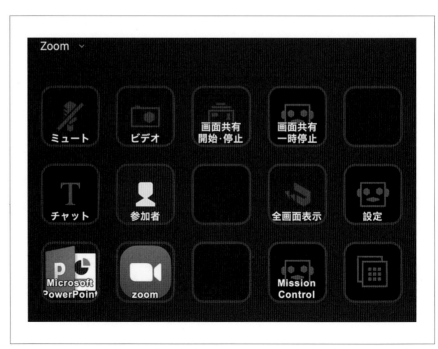

図4 Stream Deckの使用例(Zoom使用時)

化された作業、アプリケーションを利用する作業である。現場の業務内容を洗い出しRPAに置き換える事によって、作業ミスの抑制、自動化する事による、スピードとクオリティの担保、24時間365日の稼働も可能となる。さらに、セキュリティの面からも情報漏洩リスクの軽減などが期待されるところである。

これまで事前に担当者が確認していた、検査データのチェックや同意書がスキャンされているかのチェックなど、確認作業の一部をRPAに代替が可能である。部門内の業務を整理する事で、スタッフが検査・読影に集中でき、患者サービスの向上、働き方改革や医療安全の観点からも期待は大きい。

PACS Administrator に求められる 課題

Future PACSのその先に求められるものとして、VUCA時代（変動性、不確実性、複雑性、曖昧性）への対応が放射線部門の各担当者に求められる。また、ガートナー[1]が2015年に提唱したバイモダールITの考え化をPACSのシステム構築においても取り入れる必要があり、コスト削減や効率化を重視するSystem of Record（SoR）と、柔軟性や俊敏性が求められるSystem of Engagement（SoE）を使い分けた検討が求められる。

バイモダールIT以外にも、ガートナー社は毎年テクノロジやサービスなどの成熟度や流行度、適用度などを示すハイプ・サイクル（hype cycle、ハイプ曲線）を発表している。また、「戦略的テクノロジのトップ・トレンド」なども発表され、2021年のトップ・トレンド[2]として、振る舞いのインターネット、場所を問わないオペレーション、AIエンジニアリング、ハイパーオートメションなどが挙げられている。過去のハイプ・サイクルと合わせて、PACSや医療業界の動向に注目し、将来を予測する事も必要である。

今年売れそうな 製品を3つ

「RadFan PLUS 私が選ぶ2021年はコレが来る！」で紹介している第1位AI技術、第2位12Mカラーワイドモニタとクラウドコンピューティングサービスを挙げる。

1. AI（人工知能）

AI技術の医療分野への応用によって、画像診断支援だけでなく、画質向上、セグメンテーション、業務支援などのサービスに注目が集まるところであり、サブスクリプションなどユーザ側でのサービスの選択肢も向上している。

2. 12Mカラーワイドモニタ

先日紹介した、EIZO RX1270、JVCKENWOOD CL-S1200に続き、先日BARCOからもNio Fusion 12MP MDNC-12130のリリースが決定し、3社が出揃った。

3. クラウドコンピューティング サービス

画像保管だけでなく、業務管理やAIサービスなど様々なクラウドコンピューティングサービスを利用したサービスの提供が始まり、注目されるところである。

また、最近はウルトラワイド曲面のUWQHD（3840×1600）も普及し始めている。EIZOからもFlex Scan EV3895が発売されており、USB Type-Cケーブル1本でノートPCとも接続可能である。また、モニタ自体にUSBや有線LANのポート・複数PC接続時のKVM機能を備えており、マルチハブとしても利用できる優れものである。

もう1つ、興味深い製品として、elgato社のStream Deck[3]がある。キーボードのショートカットやアプリケーションの起動などをLCDのボタンに登録し、手元での複雑な操作をなくし、効率化できる仕組みである。例として、Zoomのアプリケーションと連携して私が設定しているStream Deckの画面（**図4**）を提示する。Zoomでのミーティンやプレゼンテーションで、効率的に作業をするためのショートカットを主に配置し活用している。これをアプリケーション毎に登録する事ができるので、読影ビューアやRIS、レポートシステムに活用することによって、効率化が期待できるツールである。

必読！ 注目の最新文献はコレ!!

1. Preparing Medical Imaging Data for Machine Learning

Radiology: Volume 295: Number 1-April 2020

機械学習のための医療画像データの準備について紹介された論文である。AIアルゴリズムの開発における医用画像データの準備から、データを利用するための課題、今後のアプローチの方法が示されている。PACSやレポートシステムを管理する担当者にも、ご一読頂きたい内容である。

2. Information Security Report: CONFIDENTIAL PATIENT DATA ACCESSIBLE ON THE INTERNET

Greenbone Networks GmbH, 2019

世界中のクラウドコンピューティングサービスを利用したPACSサーバに対して、脆弱性があり、個人データにアクセスし、画像だけでなく、患者基本情報もアクセスできるといった恐ろしい結果が報告されている。国別の結果も報告されており、日本の状況も報告されている。

3. CT-GAN: Malicious Tampering of 3D Medical Imagery using Deep Learning

Published in the 28th USENIX Security Symposium (USENIX Security 2019)

ディープラーニングを用いて、3次元医用画像を改ざんする方法を示した報告である。
実際に撮影した画像に病変を追加したり、削除したりする方法を示しており、放射線部門内のネットワークを狙ったサイバー攻撃を実証した結果も含め報告されている。本報告では、実際のデモ動画も参照する事が可能である。

〈文献〉
1) Gartner: https://www.gartner.co.jp/ja
2) ガートナー、2021年の戦略的テクノロジのトップ・トレンドを発表(2020年11月12日)
https://www.gartner.co.jp/ja/newsroom/press-releases/pr-20201112
3) egato: https://www.elgato.com/ja/gaming/stream-deck

RadFan10月臨時増刊号

Rad Fan
ISSN 1348-3498
2020年9月30日発行 第18巻 第11号

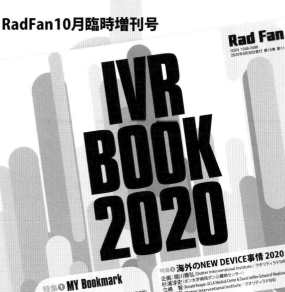

IVR
BOOK
2020

放射線科領域、循環器科領域、脳神経外科領域の
インターベンション治療を読み解く!

特集❶ **MY Bookmark**

＜放射線科領域のIVR＞

荒井保典（国立研究開発法人国立がん研究センター東病院）

宮山士朗（福井県済生会病院）

安井大祐（日本医科大学）

＜循環器、末梢血管領域のIVR＞

滝川知司（獨協医科大学埼玉医療センター）

吉町文暢（東海大学医学部付属八王子病院）

＜脳神経、頭頸部領域のIVR＞

大石英則（順天堂大学医学部附属順天堂医院）

田中優子（昭和大学藤が丘病院）

特集❷ 医療機器開発STORY
-カテーテルや医療機器開発者に聞く-

新槇　剛（静岡県立静岡がんセンター）

伊苅裕二（東海大学）

岡山慶太（大阪大学）

特集❸ **海外のNEW DEVICE事情 2020**

企画：堀川雅弘（Dotter Interventional Institute／クオリティラドIVR）

杉浦淳史（ボン大学病院ボン心臓病センター）

立嶋　智（Ronald Reagan UCLA Medical Center & David Geffen School of Medicine at UCLA）

堀川雅弘（Dotter Interventional Institute／クオリティラドIVR）

特集❹ **この論文がスゴい! 2020**

胡谷侑貴（岡山大学大学院）

滝村英幸（総合東京病院）

友澤裕樹（滋賀医科大学）

那須賢哉（医療法人 澄心会 豊橋ハートセンター）

森田　亮（北海道大学病院）

特集❺ **5年後のカテーテル**

一ノ瀬嘉明（国立病院機構災害医療センター）

今村博敏（神戸市立医療センター中央市民病院）

曽我芳光（小倉記念病院）

棚橋裕吉（浜松医科大学）

濱本耕平（自治医科大学附属さいたま医療センター）

本体 3,704円 +税

ISBN978-4-8629-218-3　お取り扱いは全国の医学書店または弊社まで

お問い合わせはこちら ➡ メディカルアイ

〒171-0022 東京都豊島区池袋3-18-43内山ビル3F　TEL:03-5956-5737　FAX:03-5951-8682

http://www.e-radfan.com

MY BOOK MARK
～本当に使いやすい製品がこの中に～

3D Non-selective balanced TFE冠動脈 MR angiography

File No. 13

1)東京女子医科大学病院 中央放射線部
2)東京女子医科大学病院 画像診断・核医学科
3)株式会社フィリップス・ジャパン

小平和男[1]、長尾充展[2]、
米山正己[3]、後藤康裕[1]、
椎名　勲[1]、田中　功[1]

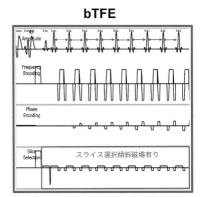 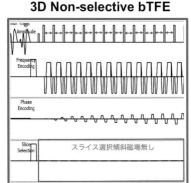

図1　従来のbTFEと3D Non-selective bTFEのシーケンスチャート
3D Non-selectiveではスライス選択励起をせず、RFパルスがブロックパルスになることでTRとTEの短縮が可能。

➡巻頭カラー参照

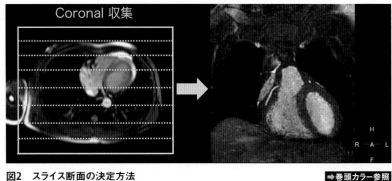

図2　スライス断面の決定方法
スライス断面は冠状断を選択し、スライス方向に対象を全て含むように撮像範囲を設定する。
このように撮像範囲を決定することで折り返しのない画像が得られる。

➡巻頭カラー参照

はじめに

　東京女子医科大学は、世界でもトップレベルの心臓病治療施設として、広く患者が集まる施設であり、わが国における循環器臨床のパイオニアとして先導的役割を担ってきた。MRIは、被ばくがなく非造影で心機能や三次元的な解剖学的情報を得ることができ、低侵襲で経時的な評価に適している。当院では、虚血性心疾患、心不全、心筋症、不整脈、先天性心疾患などを対象に、年間約300件の心臓MRI検査を行っている。心臓MRIでは様々なシーケンスが撮像されるが、その中で冠動脈MRAは非造影で冠動脈形態評価を行う重要な役割を担う。我々は、冠動脈MRAに特化する新たなシーケンスとして、3D Non-selective balanced TFE(bTFE)を開発し、その臨床的有用性をISMRMなどの国際学会で報告してきた。本稿では、はじめに3D Non-selectiveシーケンスの原理と特色を紹介する。次に3D Non-selective balanced TFE(bTFE)冠動脈MRAのもたらす撮像時間短縮及び画質向上のメリットを、臨床例を混じえながら報告する。

図3　3D Non-selective bTFEを用いた冠動脈MRAによる右冠動脈(1.5T)
HR：58bpm
voxel size：1.5×1.5×1.5mm^3
TR/TE：bTFE＝3.5/1.77ms, 3D Non-selective bTFE＝2.3/1.19ms
視覚評価ではa、b、c、dで有意差なしの結果が得られた。

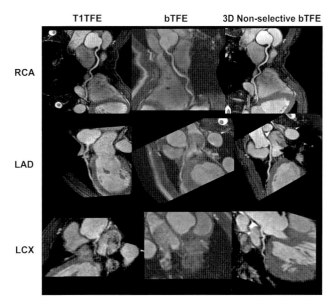

図4　T1TFE、bTFE、3D Non-selective bTFEを用いた冠動脈MRA（3.0T）
HR：60bpm
Voxel size：1.5×1.5×1.5mm³
TR/TE：T1TFE=3.4/1.51ms、bTFE=4.5/2.2ms、3D Non-selective bTFE=2.4/1.2ms
FA：T1TFE=12°、bTFE=11°、3D Non-selective bTFE=70°
acquisition time：T1TFE=5m38s、bTFE=8m11s、3D Non-selective bTFE=3m04s
3D Non-selective bTFEはT1TFEよりも高信号で、従来のbTFEより良好なコントラストが得られている。

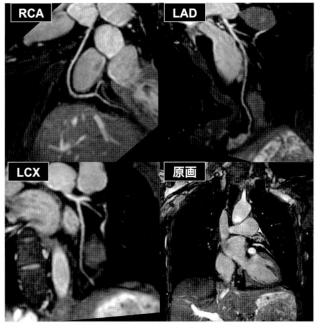

図5　心臓移植後症例（HR：96bpm）
心臓移植後患者の冠動脈MRAの原画とCPR
3D Non-selectiveを用いることで高心拍の患者でも問題なく撮像できている。

 3D Non-selectiveの特徴

　3D Non-selectiveとはスライス選択傾斜磁場なしで、RFパルスをブロックパルスにしたことによってTRとTEを短縮する画期的な技術である[1]。シーケンスチャートを**図1**に示す。

　高いSNRとCNRを確保するためにbalancedシーケンスを用いることが多い冠動脈MRAでは[2]、3D Non-selectiveによるTRとTEの短縮により1心拍間により多くのエコーを収集することができるため、撮像時間の短縮が可能となる。また、心拍動や呼吸によるモーションアーチファクトやバンディングアーチファクトの低減も期待できる[2,3]。

　撮像において注意するポイントとしては、スライス選択励起を行わないことでボア内全てが励起されることになるため、スライス方向の折り返しが問題となる。これを避けるためにスライス断面はコロナールを選択し、かつスライス方向に対象を全て含むように撮像範囲を設定する必要がある（**図2**）。

3D Non-selective冠動脈MRAの高速化

　1.5T装置にて3D Non-selectiveを用いることによる撮像時間短縮と画質について検討した。3D Non-selective bTFEを用いた冠動脈MRAは、従来法と比較して画質を保ちつつ撮像時間を5分から3分20秒まで短縮可能であった。さらに、Compressed SENSE（C-SENSE）を併用することで高速化でき、撮像時間を2分（C-SENSE factor：7）まで大幅に短縮しても画質に有意差はないという結果が得られた[4]（**図3**）。

3.0T冠動脈MRAへの応用

　3.0T装置での冠動脈MRAにおけるbalancedシーケンスは、SARの制限によりflip angle（FA）を高く設定することが難しく、血液と心筋との良好なコントラストを得られなかった。また、B0およびB1の不均一性が増加することで、バンディングアーチファクトが目立つという問題を抱えていた。このため、冠動脈MRAでbalancedシーケンスを使用することは困難であり、造影のグラディエントシーケンスが主に用いられてきた[2]。3D Non-selectiveの技術は、スライス選択傾斜磁場をなくすことでSARが低減しFAを高く設定でき、さらにTR短縮がバンディングアーチファクトを低減する[3]ことから、3.0T装置におけるbalancedシーケンスの抱える問題を解決してくれる。これにより撮像時間を短縮可能なだけでなく、そのうえ非造影でありながら高い信号値とコントラストを得ることができ、またバンディングアーチファクトも目立たない良質な画像を提供できるようになった[5]（**図4**）。

臨床でのメリット

　心臓移植後冠動脈病変は、移植後患者の予後を左右する重要な病態である。通常経年的に冠動脈造影が施行され評価されているが、侵襲的検査のため患者の負担は大きい。我々は、移植後冠動脈病変の低侵襲評価法として冠動脈MRAが代替えできないか検討している。移植後患者は、心拍数90bpm以上の高心拍の患者も少なくないが、3D Non-selectiveを用いることで良質な画像を提供できている（**図5**）。これは3D Non-selectiveに用いられているブロックRFパルスによる短時間励起によってモーションアーチファクトが低減しているためと推測する。また、3D Non-selectiveはコロナールで撮像することになるが、撮像時間延長なしでFOVを大きくし広範囲の撮像をすることも可能である。これにより、冠動脈バイパス手術後や冠動脈肺動脈瘻、冠動脈起始部異常症例などの評価にも問題なく対応できる（**図6、7**）。広範囲を撮像することは解剖の把握に役立つため、臨床的にメリットが大きい。

3D Non-selective balanced DIXONへさらなる可能性

　冠動脈MRAにおいて、冠動脈は心外膜脂肪に覆われているため脂肪抑制が重要である[6,7]。一般的に冠動脈MRAの脂肪抑制法としてSPIR法が用いられることが多いが、T1TFE-DIXONがSPIR法と比べ冠動脈MRAの画質を向上させたという報告もある[6]。

　しかし、balancedシーケンスは自由誘導減衰（FID）、ハーンエコー（HE）、誘発エコー（STE）の取得と傾斜磁場による3軸の流速補正が成り立つことで血液信号が高いが[3,8]、T1TFEでは血液の信号値は比較的低く[2]、撮像時間も延長してしまう。

　balancedシーケンスとDIXONを組み合わせれば血液信号を高く保ちつつ脂肪抑制効果が高まることが想定される。しかし、DIXONでエコー収集回数が増えることによるTRとTEの延長がバンディングアーチファクト増加と撮像時間延長の問題を生じ、また傾斜磁場が複雑化することで水と脂肪の分離が難しかった（**図8**）。

　そこで、3D Non-selectiveとbalanced DIXON（bDIXON）を併用することで血液信号を高く保った状態でバンディングアーチファクトと撮像時間延長を抑えつつ脂肪抑制効果を高めることに成功した[9]（**図9、10**）。3D Non-selective bDIXONでは冠動脈の細かい枝や末梢血管の描出が改善し、特にLCXの描出能向上が目立つ。LCXは経験上、他の2枝に比べ描出不良な場合も少なくないため、臨床的意義は高い。

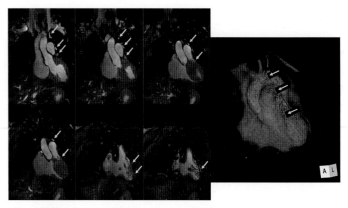

図6　冠動脈バイパス手術後（LITA-LAD）症例（HR：84bpm）
左内胸動脈（LITA）から前下行枝（LAD）へ冠動脈バイパスしている患者の冠動脈MRA。
3D Non-selectiveを用いた広範囲撮像によりLITAの起始部からLAD末梢部まで良好に描出されており、解剖の把握に役立つ。

➡巻頭カラー参照

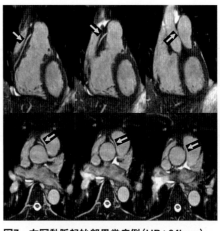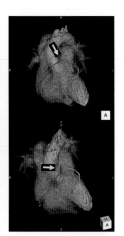

図7　右冠動脈起始部異常症例（HR：64bpm）　➡巻頭カラー参照
右冠動脈起始部が通常より高位であり、大動脈と肺動脈に挟まれる位置から分岐している。
横断像撮像による冠動脈MRAでは撮像範囲増加による撮像時間延長などの問題が想定されるが、冠状断撮像の3D Non-selectiveでは問題とならない。

T1TFE-DIXON	balanced DIXON

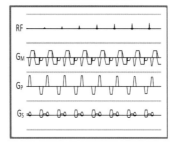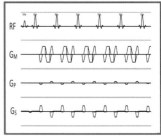

図8　balanced DIXONのシーケンスチャート
balanced DIXONは3軸の傾斜磁場の総和が0になるように設定されることでリフェージングを行いつつ、2ポイントでエコーを収集する。これにより、原理的にはbalancedシーケンスでありながら、DIXON法を用いて水と脂肪の分離が可能となる。

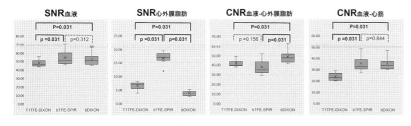

	SNR血液	SNR心外膜脂肪	CNR血液-心外膜脂肪	CNR血液-心筋
T1TFE-DIXON	48.26±4.90	6.48±1.68	41.79±4.35	23.82±3.88
bTFE-SPIR	54.55±10.02	16.70±2.70	37.86±8.95	35.33±8.00
bDIXON	52.57±8.37	3.78±1.03	48.79±8.18	35.52±6.56

p < 0.05で有意差あり

図9 SNRとCNR
血液のSNRはbTFEとbDIXONがT1TFE-DIXONより優位に高かった。
心外膜脂肪のSNRはT1TFE-DIXONとbDIXONがbTFEより優位に低かった。
血液と心外膜脂肪のCNRはbDIXONがT1TFE-DIXONとbTFEより優位に高かった。
血液と心筋のCNRはbDIXONとbTFEがT1TFE-DIXONより優位に高かった。
これらの結果より、3D Non-selective bDIXONはSNRとCNRに優れていると言える。

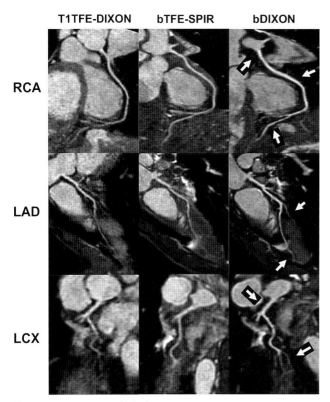

図10 3D Non-selectiveを用いたT1TFE-DIXON、bTFE、bDIXON
HR：57bpm
Voxel size：1.5×1.5×1.5mm^3
TR/TE：3D Non-selective T1TFE-DIXON=5.3/1.73, 3.6ms, 3D Non-selective bTFE-SPIR=2.3/1.14ms, 3D Non-selective bDIXON=3.3/1.14, 2.2ms
FA：3D Non-selective T1TFE-DIXON=20°、3D Non-selective bTFE-SPIR=70°、3D Non-selective bDIXON=70°
Compressed SENSE factor：7
acquisition time：3D Non-selective T1TFE-DIXON=6m06s, 3D Non-selective bTFE-SPIR=2m38s, 3D Non-selective bDIXON=3m57s
3D Non-selective bDIXONはT1TFE-DIXONより高信号で、SPIR法を用いたbTFEより脂肪抑制が良い。これより、細かい枝も含めて起始部から末梢部まで冠動脈の描出が良好である。

おわりに

現在、様々なアプローチで撮像の高速化や画質向上のため研究が行われているが、冠動脈MRAは血管径が1cm未満の冠動脈を描出するために高分解能が求められ、心電図同期と呼吸同期も必要なため撮像時間が長くなってしまう現状がある[10]。撮像時間延長による患者負担と画質の劣化、balancedシーケンスで避けられないバンディングアーチファクト、高心拍による描出不良など多くの問題を抱える冠動脈MRAにおいて、3D Non-selectiveはこれらの問題を解決し得る最高の技術である。3.0T冠動脈MRAにおいても、3D Non-selectiveでは今まで困難であったbalancedシーケンスでの撮像が実現可能となり、非造影でありながらも高信号、高コントラストな画像を提供できるようになった。さらに、bDIXONを搭載した3D Non-selectiveは、冠動脈の末梢や細かい枝まで診断可能になるという期待が持てる。

今後の展望として、不整脈症例での応用や、新しい呼吸同期法であるImage based 2D NAV(iNAV)[11]と3D Non-selectiveとを組み合わせた冠動脈MRAの有用性について検討を考えている。3D Non-selectiveは冠動脈MRAのスタンダードに成り得るポテンシャルを有する。

謝辞

当院の様々な研究に協力し3D Non-selectiveの導入に際しても尽力して頂いた株式会社フィリップス・ジャパンの皆様に対し深謝申し上げます。

＜文献＞
1) Mayil S Krishnam et al: Noncontrast 3D Steady-State Free-Precession Magnetic Resonance Angiography of the Whole Chest Using Nonselective Radiofrequency Excitation over a Large Field of View: Comparison With Single-Phase 3D Con-trast-Enhanced Magnetic Resonance Angiography. Investigative Radiology 43(6): 411-20, 2008
2) Jingsi Xie et al: Whole-heart coronary magnetic resonance angiography at 3.0T using short-TR steady-state free precession, vastly undersampled isotropic projection reconstruction. J Magn Reson Imaging 31(5): 1230-5, 2010
3) 高原太郎ほか: MR応用自在 第3版.メジカルビュー、2013
4) Kazuo Kodaira et al: Acceleration of whole-heart coronary MR angiography using 3D non-selective bSSFP with Com-pressed SENSE. Proceedings of the 27th Annual Meeting of ISMRM, 2019
5) Isao Shiina et al: Whole-heart coronary MRA using Non-Selective balanced SSFP sequence at 3T: comparison of image quality. Proceedings of the 27th Annual Meeting of ISMRM, 2019
6) Maryam Nezafat et al: Coronary MR angiography at 3T: fat suppression versus water-fat separation. Magn Reson Mater Phy 29: 733-738, 2016
7) Peter Bornert et al: Water/Fat-Resolved Whole-Heart Dixon Coronary MRA: An Initial Comparison. Magn Reson Med 71: 156-163, 2014
8) 荒木 力: MRI完全解説 第2版. 学研メディカル 秀潤社、2014
9) Kazuo Kodaira et al: Whole heart coronary MRA with 3D non-selective bSSFP-DIXON: comparison with conventional methods. Proceedings of the ISMRM &SMRT Virtual Conference & Exhibition, 2020
10) Mehdi H Monghari et al: Three-dimensional Heart Locator and Compressed Sensing for Whole-heart Magnetic Resonance Angiography. Magn Reson Med 75(5): 2086-2093, 2016
11) Markus Henningsson et al: Whole-Heart Coronary MR Angiography Using Image-Based Navigation for the Detection of Coronary Anomalies in Adult Patients With Congenital Heart Disease. Journal of Magenetic Resonance Imaging 43(4): 947-955, 2016

MY BOOK MARK

〜本当に使いやすい製品がこの中に〜

File No. 14

京都医療科学大学医療科学部教授

江本　豊

無料で使える画像閲覧・画像処理ソフトウエア
—DICOM画像から3Dプリントまで—

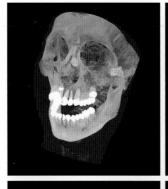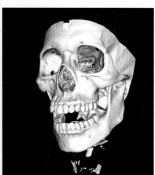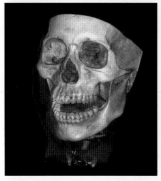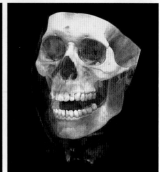

```
a | b
c | d
```

図1　OsiriX Liteで作成した3D画像
　a　Maximum Intensity Projection（MIP）像
　b　Surfece Rendering像
　c　Volume Rendering像
　d　Cinematic Rendering像

➡巻頭カラー参照

はじめに

　私が所属している京都医療科学大学は診療放射線技師を養成する施設である。付属の医療施設を持たず、学生の臨床実習は近隣の病院に依頼している。医師の資格を持つ教員がいるが、大学では臨床業務は行わない。よって、臨床機器の紹介ができないので、教育や研究目的として使える無料の製品のなかで私が気に入っているものを紹介する。また、3Dモデル作成についても簡単に言及する。本稿では私が使用している範囲での紹介であり、可能な限り製品情報収集や動作確認をしたが、不十分あるいは不適切な記述があった場合にはご容赦願いたい。

画像ビューワー

　DICOM画像を表示し、加えて様々な画像処理もできる最も有名で高性能な製品はOsiriXであろう。 我々の大学でも、かつては多数のMacintoshを設置し学生が自由に使えるDICOMビューワ・画像処理装置として使っていた。しかし、Macintoshが更新されず、当時の古いOsiriXのライセンスでは新しいMac OS

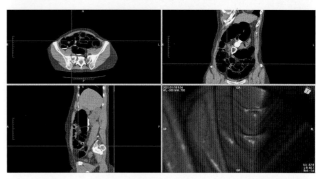

図2　OsiriX Liteで作成したEndoscopy像　➡巻頭カラー参照

に対応しないことから、学生への提供は終了している。現在では医療用として認可されているOsirix MDが主製品であり、そのデモ版として無料で使えるOsiriX Liteがある[1]。本稿ではOsiriX Liteについて紹介する。

　OsiriXはApple社のMacitoshでのみ使用できる。DICOMビューワとしての基本的な機能に加えて、様々な画像処理が行える。2D処理では、減算、重ね合わせなど、3D処理ではMPR、Curved-MPR、MIP、Volume Rendering、Surfece Rendering、Vertual Endoscopyなど多くの画像処理が可能である（**図1、2**）。

Version12からはCinematic Renderingも可能になった。しかし、計算量が多いためか画像表示に時間がかかり実用的ではなかった。

1. Horos

OsiriXは初期に無料で使えたが医療機器として認証されると有料化され、ソースコードも非公開となった。公開されていたオープンソースを引き継ぎ開発したものがHorosである。したがって、使い方やデザインはOsirixとほぼ同じである。やや古いMac OSから新しいMac OSまで対応していて、学生の実習や研究用のDICOMビューワ・ワークステーションとして大変重宝している。新しいversionは日本語環境で観察画面が開かないが、設定で日本語を外せば使用できる。3D処理としてはOsiriXとほぼ同じであるが、操作方法や画質が現在のOsiriXとは微妙に異なっている。Cinematic Renderingは本稿の執筆時点では搭載されていないようであった。

2. Clear Canvas

Clear Canvas（以下CCとする）はカナダ・トロントを拠点としたグループがオープンソースで開発していたDICOMビューワである。2010年頃（正確な年は確認できなかった）に有料化され医療機器としての認証をとったようである。CCは有料化されてからRSNAの機器展示ブースに出展していたので記憶にある読者もあろう。

本稿で紹介するのは有料化前のバージョン（ClearCanvas Workstaion2.0以下v2.0）と、最近のオープンソースバージョン（ClearCanvasDICOMviewer13.2以下v13.2）である（**図3**）。CCはOsiriXやHorosのような高度な画像処理はできないが（MPRは可能）、windowsマシンで稼働し、操作はシンプルで画像表示がスムーズなので、読影のように多くの症例画像を観察する場合に使いやすい。もともと、RISとの連携を意識して開発されているので、DICOM通信機能があり、DICOMサーバから画像取得が可能である。私としては使い勝手の良いwindowsベースのDICOMビューワとしてv2.0を愛用していた。ただし、v2.0は日本語版windowsでは稼働しないので、英語版windowsで使っていた。この不具合については当時の開発者に報告したが、修正されなかった。

本稿の執筆にあたって久しぶりにCCのウエブサイトを見たら、2020年に開発およびサポートを終了したとのことであった[2]。一方でオープンソースによる開発は継続されるようで[3]、ダウンロード可能であった。ただし、最終変更が2015年であり、活動は止まっていると思われる。V13.2（32bit版）を日本語版windows 10にインストールしたところ、稼働した。V13.2（64bit版）[4]をV2.0と入れ替えて使用テストを行ったところ、問題なく動作した。

画像処理ソフト

OsiriX Lite、Horosについては前述のように様々な画像処理ができる。処理時間や安定性、扱えるデータ量等の制限を受け入れられれば、臨床画像の観察や加工はこれだけで十分足りる。後述する3Dモデル作成のためのsurface rendering画像も簡単に作成できる。以下にその他の画像処理dソフトを紹介する。

1. ImageJ/Fiji

画像一般をデータとして様々な処理や計測を行いたい場合には、ImageJが役立つ。FijiはImageJに生物科学でよく使われるプラグインを含めたもので、私はこちらを使っている。DICOM画像を表示したり、タグ情報と呼ばれるメタデータを表示したり取り込んだりできる。プラグインを使って高度な処理も行え、基本的な画像データ処理がベースになるので、学生教育用には最適のソフトと言える。マクロを使って複雑な自動処理が可能で、プログラミングの学習にもなる。Javaベースのソフトなので、Windows、macOS、Linuxで動作する。

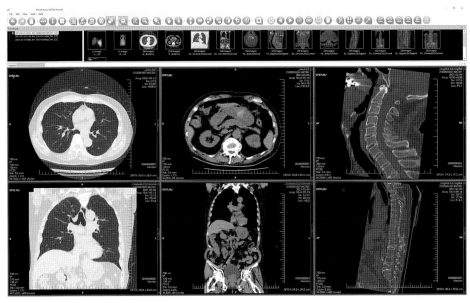

図3　Clear Canpas Image Viewer 13.2の画面

3D モデル作成のためのソフト

私は学生教育用の3D printerとしてRAISE 3D Technologies社製N1(**図4**)を使用している。比較的低価格の割にはしっかりした製品であるが、現在は販売されていない。3Dプリントするにはsurface renderingデータを使用し、3D printerにあわせてプリント用データに変換する。上記製品用にIdeamakerというソフトが無料で入手可能であるが、このプリンタに依存した製品なので、ここでは割愛する。

1. mesh mixer

surface renderingのデータ編集や、3D printer用のサポート(支柱のようなもの)を追加編集ができるソフトである。積層型の3D printerでは、宙に浮いた構造やせり出した構造を造形する場合には造形物に適切なサポートを追加する必要がある。臨床データ等から作成する複雑なモデルでは適切なサポートが必須である。上記のIdeamakerのような3D printerデータを作成するソフトでもサポートが作成できるが、mesh mixerはサポートの高度な設定や編集ができる。

私のゼミ学生が作成した骨の3Dプリントモデルを(**図5**)に示す。このモデルは素材に蓄光性フィラメントを使用している。この素材のCT値は500程度なので、X線で撮影が可能である。

2. Blender

「3D printerモデルの代わりにリアルな3Dモデルを画面上で表示したい」場合はBlenderがよい。私はcinematic renderingのようなことを自分自身でするために探索してBlenderにたどり着いた。Blenderは医療画像処理というより、3DのComputer Graphicsを作成するソフトでWindows、macOS、Linuxで動作する。GPLライセンスなので無料で安心して使用できる。3Dの静止画のみでなく、3D動画を作ることもできる。モデルの3Dデータを作成し、観察するカメラや照明を設定することで、モデル表面の明るさや影が表現される。3Dモデルの表面反射や透過性を設定でき、ガラスや金属、陶器のような質感を表現することもできる。さらに、発光するモデルも作成できる。単純な図形モデルであればBlender内で作成することができる。CTデータなどからモデルを作る場合には、OsiriXやHoros等でsurfaceデータを作成して取り込むとよい。Blenderを使えば、3D printerでは造形しづらい形状や様々な質感を表現できる。反射や影があることで人間の視覚と合致し、対象を認知しやすい。私が作成したモデルの例を(**図6**)に示す。骨の領域を抽出し、病変部が発光するように設定した。このモデルは一定方向から光をあてた状態で回転させると影が変化し現実に近い表現ができた。動画をyoutube[5]にアップロードしたので参照されたい。

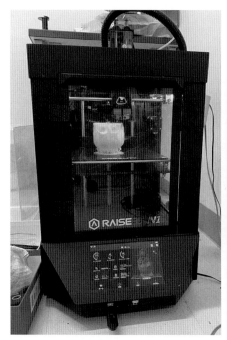

**図4　RAISE 3D Technologies社製
N1 3D printer**

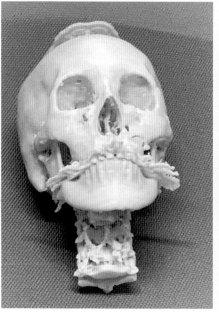

図5　3D printerで作成した骨モデル
蓄光フィラメントを使うことで、X線撮影が可能なモデルになった。

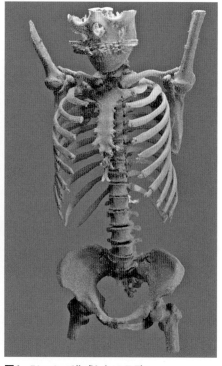

図6　Blenderで作成した3Dモデル
自然な影や病変の発光により対象が認知しやすくなった。

まとめ

　無料で使えるソフトであっても、目的にあったものを使用すれば十分に活用できる。しかしながら、開発者にとっては資金的なバックアップが必要で、初期には無料であっても一定のユーザを確保して初期開発終わると、有料化されることがある。日本語の対応にも限界があるようだ。

　臨床用として販売される製品には、一定レベルのサポートが期待でき、IT分野にあまり詳しくないユーザでも使える体制がある。一方、無料ソフトにはこの体制がなく診療目的には勧められない。しかし、臨床目的で市販されているソフトであっても補間処理が低レベルで誤診を誘発するような製品もあるので、市販品であれば問題ないとは言えない。無料ソフトはソフトの動作や提供の継続性が不安定になる可能性があるが、教育や研

究目的であれば、基礎から応用まで様々なレベルで自由に使うことができる。

　本稿では私が使っている製品をいくつか紹介した。広く使われていて、読者にも既になじみのある製品もあったと思う。本稿では使用法などの詳細は割愛したが、いずれの製品もインターネットに多くの情報があるので、興味を持った製品については検索することを勧めたい。

＜文献＞
1) https://www.osirix-viewer.com/osirix/osirix-md/#differences
2) https://clearcanvas.ca
3) http://clearcanvas.github.io
4) https://github.com/ClearCanvas/ClearCanvas/releases/download/v13.2/DicomViewer-13.2.19401.1661-x64.exe
5) https://www.youtube.com/watch?v=WZ5NRJttf8Y

NEWS!!

コニカミノルタが次世代の精密診断プラットフォームをグローバル展開
―Konica Minolta Precision Medicine社とAWSが連携―

　コニカミノルタ株式会社（以下 コニカミノルタ）は、3月10日（水）にオンラインでの記者会見で、個別化医療の事業会社であるKonica Minolta Precision Medicine, Inc.（以下 KMPM※1）が米国Amazon Web Services, Inc.（以下AWS）と今後5年間にわたり連携していくと発表した。AWSはKMPMの優先クラウドプロバイダーとして、KMPMのマルチオミックス※2プラットフォーム「LATTICE™（ラティス）」構想のグローバル展開を支援する。また、この一環としてAmazonはKMPMに対する投資を行う。

　LATTICE™は、遺伝子、病理、医療画像のデータと他の重要な医療情報を組み合わせて、新たな臨床的に重要なバイオマーカーを発見し、次世代の診断検査を創出する画期的な統合診断データプラットフォーム。

　今回の連携にあたり、藤井清孝氏（コニカミノルタ専務執行役、KMPM会長）は「個別化医療の進歩に対する最も重要な課題の一つは、遺伝子、たんぱく質、医療画像と疾病の因果関係を明らかにし、分子レベルでの診断を可能にする精密診断プラットフォームの整備です。LATTICE™によりお客様がこのプラットフォームを利用して新しい治療、投薬方針や病気の予兆を発見することを支援します。AWSサービスの幅広さと深さ、セキュリティの高い安全なインフラを活用することで、KMPMはイノベーション強化に向けた優位性を確保し、データサイエンティスト、開発者、臨床医、製薬パートナーの専門チームと大規模な協力関係を構築し、科学的な発見をより早く臨床現場のサービスとして提供することが可能になります」と抱負を語った。

　今後はLATTICE™の幅広さと解析能力を活かし、大規模にグローバルな臨床試験を支援し、また臨床現場で適切な診断ツールを臨床医と研究者に直接提供できる新しい方法を開発していく。

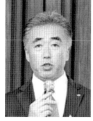

藤井清孝氏

※1 KMPM:2017年に買収した遺伝子診断企業Ambry Genetics社（本社:米国カリフォルニア州）と創薬支援企業Invicro社（本社:米国マサチューセッツ州）を統合した会社。2018年創立
※2 マルチオミックス:網羅的な生体分子の情報（ゲノム:Genomic、プロテオーム:Proteomics、医療画像:Radiomicsなど）のこと
LATTICEはKonica Minolta Precision Medicine, Inc.の商標。
Amazon Web Services、AWS、Amazon HealthLakeは、米国およびその他の諸国における、Amazon.com, Inc.またはその関連会社の商標。

MY BOOK MARK
~本当に使いやすい製品がこの中に~

File No. 15

KKR札幌医療センター放射線 技術科

鈴木渚斗

感染対策と
ポジショニングの一助に
医療事故防止に

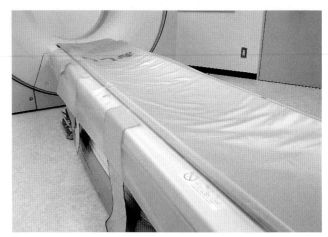

図1　CT寝台用ビニールシーツ "Cleanpilos"

はじめに

　日頃検査を行う上で欠かせない製品、特に補助具などは施設毎で異なると思う。今回当院で使用している私のお気に入りの製品をその特徴も踏まえて2つ紹介する。

　1つ目はCT寝台用ビニールシーツである。当院ではキヤノンメディカルシステムズ社製のCT装置2台が稼働しており、そのどちらの機器にもキヤノン医療用品株式会社が販売する "Cleanpilos" というビニールシーツを使用している(**図1**)。このビニールシーツは寝台マットに被せ、マジックテープで天板に固定するだけで寝台にフィットするもので、誰でも容易に取り付けることができる。また、サイズは**表1**に示すように寝台の型式(2,000、1,800、1,500)に応じて3種類用意されており、キヤノンメディカルシステムズ社製のCT装置にカスタマイズ

されている。サイズが合えば他社のCT装置にも装着可能である。

　CT検査時、患者を寝台上に寝かせ、天板をガントリー開口部へスライドさせる必要がある。この際、寝台と天板の間には溝が存在するため、この溝に患者自身や衣類が挟まったり、患者に繋がれたチューブ等が引っ掛かったり、巻き込まれたりと医療事故に発展してしまう可能性がある(**図2 a**)。このシーツのサイドにはベロが付いており、天板スライド時に患者の衣類や点滴チューブ、ドレーンチューブのはさみ込みを防止することができる(**図2 b**)。

患者のために

　このシーツは塩化ビニルでできており、生地の表面は梨地と呼ばれる超微細な凹凸加工が施してあり、さらさらとした質感でソフトな感触となっている。そのため、患者が寝台に寝た際

表1　Cleanpilos の仕様
お問い合わせ先 TEL:03-5805-1221　MAIL:https://supply.medical.canon/inquiry/ より

		商品コード	型式	梱包単位	標準価格 (税抜き)	仕　様	サイズ(使用時)単位mm
1	CT寝台用ビニールシーツ	50022731	P-2001L	2枚/箱	44,800円	クリア梨地 0.3mm	たて1,060×よこ2,390
		50015096	P-2001A	2枚/箱	41,000円	クリア梨地 0.3mm	たて1,060×よこ2,100
		50015082	P-2001X	2枚/箱	33,000円	クリア梨地 0.3mm	たて790×よこ1,800
2	CT補助天板用ビニールシーツ	50015368	P-2001AS	2枚/袋	9,500円	クリア梨地 0.3mm	たて435×よこ520

製品カタログより引用

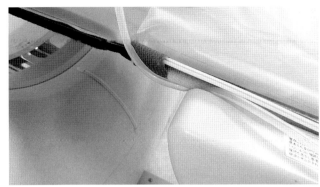

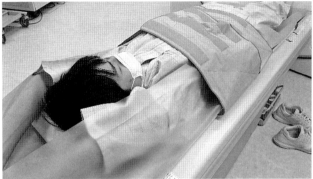

図2　シーツによる巻き込み防止効果
　a　チューブの巻き込み
　b　シーツで患者を包んだ状態

a
―
b

の違和感を抑えることができる。また、ビニール特有のべたつきもないため、ストレッチャーで運ばれてきた患者の寝台への移乗の際も引っ掛かることなく、スムーズに行うことができる。

寝台をクリーンに

　昨今、新型コロナウイルス感染症の流行は世界中に猛威を振るっており、多くの医療現場でひっ迫した状況が続いている。なぜこれほどに脅威となっているのか。その理由に不顕性感染と感染力の時期の問題がある。新型コロナウイルス感染症は、発症する2日前から人にうつす可能性があることが指摘されている。また、発症後数週間で突然重症化する恐れがあり、死亡する例も少なくない。したがって、我々医療従事者にとって"感染予防"の重大さは、以前に比べて更に増していると言える。
　誰がウイルスを持っているかわからない状況下では、検査を受ける患者への二次感染予防対策を講じる必要がある。Cleanpilosは塩化ビニル素材でありながら表面がさらさらとした生地であるため、汚れを容易に拭き取ることができ、検査後の寝台のアルコール消毒にも適している。当院では、新型コロナウイルス感染予防対策として、検査毎にアルコールを染み込ませたクロスで寝台を拭いて消毒している。ビニールシーツが広範囲に寝台を覆っているため、ビニールシーツの表面を拭くだけで寝台サイドの消毒もでき、作業の効率化に繋がっている。また、造影剤や患者からの廃液、血液や嘔吐物など目に見える汚れを拭き取る際も、付着した汚れの取り残しや、シミの付着もなく、寝台を清潔に保つことができる。もちろん、汚れが寝台と天板の間の溝に入ってしまうこともないため、手間を取ることはない。キヤノンメディカルシステムズ社製CTでこちらを導入していない施設は元より、他社製でもこのような製品を導入することをお勧めする。

万能発泡体

　2つ目に紹介する製品は株式会社生出が販売する"ワンダーエコ"という発泡体の中の"ワンダーボード"という製品である(**図3**)。主に保護材や緩衝材、断熱材、日用品雑貨などに用いられている。この発泡体は発泡スチロールとは異なり、印刷工程の裁断クズや古紙を主原料にでんぷんと結合剤(ポリプロピレン)を混合し、水蒸気発砲させて製造された初めての紙製発泡体である。化学発泡剤を一切使用せず、廃棄しても自然分解するため、可燃物ごみとしての焼却処分が可能である。また、結合剤のポリプロピレンはダイオキシンを発生しないため、発泡スチロールに代わる地球にやさしい新時代の発泡体として謳われている。サイズは**表2**に示す規格品のほか、用途に合わせて設計・加工することができる。当院で使用しているワンダーボードは厚さ20mmの340×195mmのもので、腹膜透析液("ダイアニール-N PD-4 2.5 腹膜透析液 UVツインバッグ 1,500mL/5

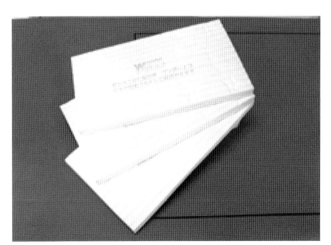

図3　当院で使用しているワンダーボード

表2　ワンダーボードの規格品仕様
　梱包材 紙製発泡体「ワンダーエコ」カタログより

厚み(mm)	寸法(mm)	出荷単位
10	1,000×300	100枚
20	1,000×300	50枚
30	1,000×200	50枚

袋入")を購入した際、ダンボール底に緩衝材として入っていた
ものを利用している。購入する場合、当院で使用しているサイ
ズの価格は50枚で5,100円である。

 用途

この発泡体は緩衝材としての弾力性・復元性に優れていなが
らも、適度な柔軟性を備えているため、検査時の患者のポジシ
ョニングの際に主に役立つ。

仰臥位が必要な痩せた患者や脊椎の術後の患者の場合、棘突
起が寝台に当たって痛みが強く生じ、ポジショニングに苦労し
てしまうといった場面が多々ある。そこで、背中の下にワンダ
ーボードを敷くことでクッション代わりとなり、患者の苦痛を
スポンジなどを敷くよりも和らげることができる。実際に痛み

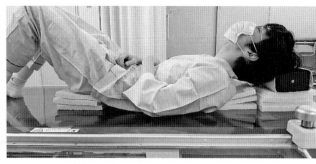

図4　仰臥位が必要な円背の患者へのポジショニング

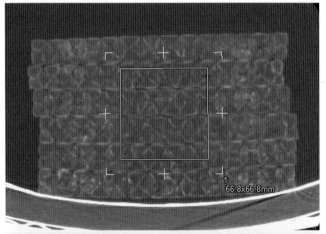

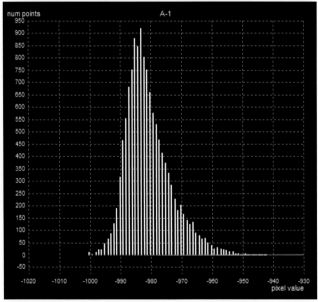

a | b

図5　ワンダーボードを撮影したCT画像および一般撮影画像
　　　a　CT（100kV, 100mA, 0.5s/r, HP51.0, スライス厚5.0mm, 再構成関数FC22,再構成処理AIDR eMILD）
　　　b　一般撮影（42kV, 160mA, 3.2msec.）

が軽減したという声も多く、私も積極的に利用している。また、ある程度加重によって発泡体が沈んでくれるため、拡大率はそれほど大きくはならない。

　円背の患者が仰臥位になる場合では骨盤と肩が浮いてしまうため、ワンダーボードを数枚重ねて敷くことで、安定した体位を取ることができる。また圧力の分散により患者の苦痛の軽減も見込める（**図4**）。

　小児の手指撮影では、固定具として利用している。当院では、患者が暴れてしまうときに、手が動かないように上からワンダーボードで押さえて撮影を行っている。ワンダーボードの外側を押さえるため、患者の手と撮影技師の手が重なる心配はない。固定していながらもある程度の柔らかさがあるため、患者の苦痛も少ない。もちろん、ワンダーボードが照射野に写り込み、撮影部位の評価ができないといったこともない。また、耐久性も高く、固定時に変形しても元の形に復元する。ただし、長軸方向には折り曲げても復元するが、短軸方向に強く折り曲げるとちぎれてしまう場合があるため、注意が必要である。

　他にも頭部や耳鼻科領域のCT検査などで基準線（RBラインやOMラインなど）に合わせる際に、ワンダーボードを枕の下に置いて頭を高くしたり、背中の下に置いて頭を低くしたりなど、1枚単位での微調整が可能である。また円背の患者が仰臥位になる場合の枕を高くする際にも利用できる。ワンダーボードはポジショニングにおける様々な場面で活躍する非常に使い勝手の良いアイテムである。

画像への影響

　ポジショニングの際に力を発揮するワンダーボードであるが、画像への影響が気になる方もいると思う。一般撮影において、ワンダーボードが照射野に写り込んでしまうことやCTにおいて、アーチファクトが生じたという経験はない。

　試しにCTでワンダーボードを撮影し、CT値ヒストグラムを作成するとCT値の範囲は－940～－1000 HUであり、X線の吸収や減弱はほとんどない（**図5 a**）。一般撮影においても、針金をワンダーボードの角に置き、小児の手指撮影の際の条件下で撮影を行った（**図5 b**）。空気との濃度差はほとんどなく、ワンダーボードが画像に影響することはない。

さいごに

　今回、個人的にお気に入りの製品を2つ紹介したが、CT寝台用ビニールシーツは検査の安全性や感染対策、特に新型コロナウイルス対策に有用であり、導入検討の価値があると思われる。ワンダーボードはポジショニングにおける苦痛軽減や固定具として利用価値が高く、様々な面で我々の助けとなっており、当院では欠かせないものとなっている。院内で腹膜透析を行っている施設では流用を特におすすめする。

謝辞

　本稿の執筆にあたり、当院の柿本技師、渡部技師には熱心なご指導とご助言を賜りました。心から感謝申し上げます。
　また資料作成に協力していただいた、水口技師、松浦技師に心から感謝申し上げます。

＜文献＞
1）　新型コロナウイルス感染症の再確認：
　　＜https://www.erca.go.jp/yobou/zensoku/sukoyaka/column/202009_3/＞
2）　谷正司・水野直人・阿部修司: 小児CT検査における吸引式固定具の有用性と改良
　　＜https://www.jstage.jst.go.jp/article/jirt/58/8/58_KJ00003111440/_pdf/-char/ja＞2002

MY BOOK MARK

~本当に使いやすい製品がこの中に~

File No. 16

国立大学法人北海道大学病院医療技術部放射線部門

笹木　工

造影CT検査になくてはならないもの：根本杏林堂社製 DUAL SHOT GX7

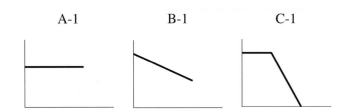

図1　検討に用いた3種類の注入方法
これに生食の後押しを加えた6種類でTECの形状を検討した

はじめに

　2019年4月から2020年4月までの期間において当院の総外来患者数は764,417人、1日平均3,159人、総入院患者数は284,690人であった。承認病床数は944である。医科、歯科合わせて40を超える診療科から発生するCT検査依頼は33,778件。それらの検査を、キヤノンメディカルシステムズ社製Aquilion ONE ViSON Edition、Aquilion PRIME、フィリップス社製iCT Eliteの3台で対応している。造影CT検査数は18,460件であり、全検査数の約55％に相当する。その造影検査に欠くことができないものが造影剤注入装置（以下、インジェクター）である。小生が入職した当初のCT装置は、X線管の高圧ケーブルがあるため連続回転ができない（撮影毎に回転方向が変わる）シングルスライスCTでX線管熱容量が低いこともあり、肝臓から骨盤まで撮影するのに40分近い時間を要していた。造影検査の場合はバイアル瓶からシリンジに造影剤を移し換えたのち、一定量を放射線科医が用手的に注入し残りを滴下していた。インジェクターが導入されたあとは用手的に注入することはなくなったが造影剤注入条件を何かで規定するという考えがなかったため、各症例とも同一の注入条件であった。そのため患者毎の造影効果にはバラツキがあった。その後に故 八町　淳氏による造影理論が考案され、それを具現化した製品が根本杏林堂社製のインジェクターであった。体重で注入条件を決定するようになり、造影効果の均一化がなされた。装置はHIS/RIS等と連携し、造影剤注入結果画面や注入圧グラフを記録として残せるようになり、漏れセンサーを装備し、造影剤漏れを感知した場合には自動停止するようにまで進化を遂げてきた。本稿では当院の造影CT検査で、根本杏林堂社製インジェクターの機能をフル活用にしている2つの検査について過去に行ってきた実験を通じて紹介する。

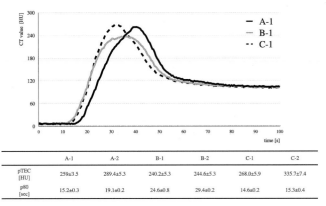

	A-1	A-2	B-1	B-2	C-1	C-2
pTEC [HU]	259±3.5	289.4±5.3	240.2±5.3	244.6±5.3	268.0±5.9	335.7±7.4
p80 [sec]	15.2±0.3	19.1±0.2	24.6±0.8	29.4±0.2	14.6±0.2	15.3±0.4

図2　各注入方法のTECとピーク値（pTEC）およびpTECを80％維持している時間（p80）の値

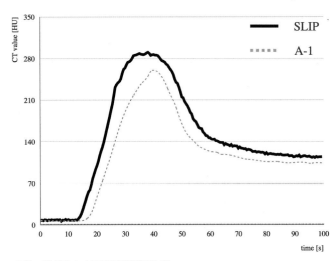

図3　SLIPとA-1のTEC形状の比較

造影効果を長く高く保て!：SLIP
― Stable Line Imaging Protocol ―

　当院では2012年7月18日よりキヤノンメディカルシステムズ社製Aquilion ONE ViSON Editionの臨床使用が開始された。広範囲を短時間で撮影できることもあり、胸腹部大血管などの広範囲撮影ではその威力を遺憾なく発揮した。しかしMIP画像を観察すると撮影範囲内に濃度差が認められる例が散見された。濃度差の原因について考察し造影方法についてより良い方法を検討することになった。

　造影剤のみ、あるいは造影剤注入後に生理食塩水を単純に後押しした時のTime-Enhcancement-Curve(以下、TEC)はある時

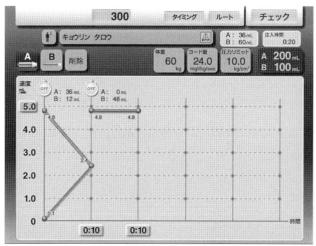

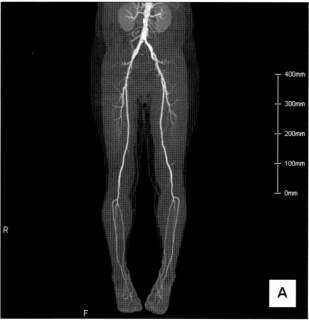

間にピークを持つような形状となる[1~4]。このピークを持つTECをフラットな状態で一定時間保つことができたら、つまり矩形波のようなTECを作ることが可能であれば広範囲の撮影においてもより均一なMIP画像を得ることができるのではないかと考えた。矩形波のようなTECを実現するためには、急峻に立ち上がり、一定時間保持したのちに速やかに下降することが求められる。そこで根本杏林堂社製の体循環ファントムを用いてTECのデータ取得を行なった。

　インジェクターで動作可能な3種類の注入方法(図1)に生理的食塩を追加した計6種類で各TDCを比較しどのような特徴があるのかを調べた。

　A-1は注入時間中は速度変化がない。B-1は注入速度の初速が注入終了時に半分になるように連続的に注入速度が可変する。C-1は注入時間の半分まで初速のままであり、そこから注入終了まで注入速度が下がる方法である。いずれの注入方法も370mgI/mLの造影剤を72mL使用し、30秒で注入した。各注入方法に生理食塩水の後押しを加えたものがA-2、B-2、C-2である。A-2およびB-2は造影剤注入速度の終速が生理食塩水の注入速度と同一である。またC-2は注入時間の半分の地点、造影剤速度が低下しはじめると同時に生理食塩水の注入を開始する方法である。いずれの場合も後押しに用いた生理食塩水は30mLである。検討項目はTECの形状およびピーク値(pTEC)とpTECの80%の値が持続する時間(p80)である。各TECと検討結果を図2に示す。A-1の注入方法に比べてB-1とC-1は注入速度の初速が高いことからTECは急峻な立ち上がりであった。またB-1とC-1は初速が同じことから同様の立ち上がりであった。注入速度の終速が低いほど、急速にCT値の低下が見られた。C-1は最もpTECが大きいがp80は最も小さい結果であった。B-1はpTECの値は他に比べて低い値であるがp80の値は大きくなった。これらの結果から広範囲撮影に適している注入方法はB-1であることが示唆された。その場合、pTECが低下することが予想されるため注入速度が低下する部分を生理食塩水で補い造影剤注入終了後に更に生理食塩水で後押しする方法を考案し、Stable Line Imaging Protocol(SLIP)[5,6]と名付けた。A-1とSLIPのTECを図3、SLIPを適応した下肢血管CTA MIP画像を図4に示す。

　A-1に比較しpTEC、p80共に大きくなり、広範囲撮影に適したTEC形状であると考えられた。下肢血管CTA MIP画像では広範囲で均一な濃度が得られておりTEC形状を反映した結果であると思われた。

重度心奇形に対する小児心臓撮影
安全・確実に撮影したい! ―小児モード―

　冠動脈CT撮影に代表される心臓CT撮影において非常に多くの留意すべき点がある。検査当日のVital signを確認し撮影前にβ遮断薬の内服を行い、撮影前には呼吸停止の重要性を理解してもらうため撮影前に十分な説明と練習を行い、さらに撮影直前に心拍数を確認し必要であればβ遮断薬の投与を医師に依頼する。では新生児や乳幼児(以下、小児)の心臓撮影はどのよう

図4
　a　SLIP注入画面(根本杏林堂社 提供)
　　　北海道大学病院特注ソフト
　b　下肢血管CTA MIP画像

$\dfrac{a}{b}$

に対処しているであろうか。心拍コントロールはできず、しかも非常に高心拍である。鎮静下で検査が行われるため意思の疎通は困難である。このような状況ではあるが安全性を担保したうえで診断に必要十分な画質を提供しなければならない。造影剤漏出を起こさずに良好な造影効果を得ることが必要である。従って小児心臓撮影における造影剤注入はインジェクターが必須である。

従来は小児心臓撮影を成人と同様な造影剤注入後に生理食塩水後押しという方法で行っていたが注入圧がかなり高くなり確保していたルートを破損する例を経験した。また体重が成人とは大きく異なるため設定可能な注入速度や注入量は正確なものではないことに頭を悩ませていたところ、DUAL SHOT GX7には小児モードという小児専用の注入モードが存在していること、造影剤と生理食塩水を効率よく混和してくれるSpiral flow tubeがあることを知った。これらを活用し小児心臓撮影を安全、確実に撮影するための注入条件を模索するため実験を行うことにした。

造影剤のみの注入(以下、A)、造影剤と水の混和注入(混和比率は5:5、以下AB)、生理食塩水のみの注入(以下、B)として、A終了後に遅延なくBに移行する注入方法をA+Bと表現する。これは従来から行われている造影剤注入後に生理食塩水を後押しする注入方法である。このA+Bを基本とし、安全(注入圧が低く、注入圧変動が少ない)に、診断に必要な画質の担保(CT値が高く、持続時間が長い)する注入方法をSLIPの場合と同様に根本杏林堂社製の体循環ファントムを用いて検証した。一定の条件として300mgI/mLの造影剤を60mL、注入時間を30秒、Bの生理食塩水は30mLである。注入方法は、A+B、A+AB+B、AB+Bである。A+Bでは造影剤2mL/sで60mL注入後に生理食塩水を2mL/sで30mL後押しした。A+AB+Bは造影剤を2.6mL/sで40mL、その後は同じ速度で造影剤を20mL、生理食塩水20mLを同時(混和)注入、さらに2.6mL/sで生理食塩水を30mL

注入した。AB+Bは造影剤を60mL、生理食塩水60mLを30秒間同時注入し、その後同じ速度で生理食塩水を30mL注入した。それぞれのTECと注入圧のグラフを**図5**に示す。

小児心臓撮影を想定し、1mL/sを下回るような注入速度で同様の実験を行なった。注入圧時間を同じとし、造影剤を9mL、

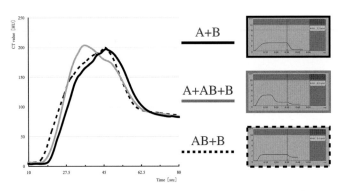

図5　A+B、A+AB+B、AB+BのTECと注入圧の比較

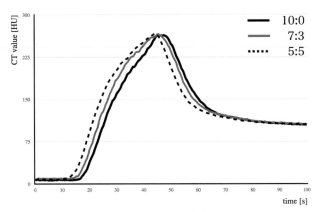

図6　混和注入のTEC（9：1、8：2、6：4は非表示）

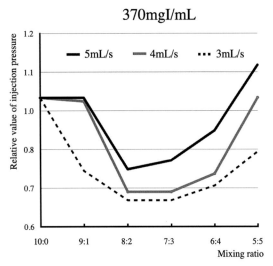

図7　注入圧の比較
（300mgI/mLで0.6、0.7、0.9mL/sは非表示）

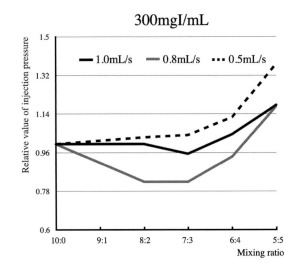

生理食塩水を8.1mLとした。造影剤量が60mLの場合と同様の結果となった。

A＋Bの注入方法と比較し、A＋AB＋B、AB＋Bの最大CT値はほぼ等しく、また高いCT値を維持している時間も同等である。大きく異なる点はA＋AB＋Bは最大注入圧が高いことである。AB＋Bの最大注入圧はA＋Bと同様で、注入圧の変動はA＋Bより小さかった。A＋AB＋Bの注入圧が高くなった理由として考えられるのは流速が急激に変化するために起こる水撃作用[7]によるものではないかと考えている。以上の結果から、従来の注入方法と最大CT値、持続時間が同程度あり、最大注入圧、注入圧の変動を抑えることが可能なAB＋Bが小児心臓撮影に適していることが示唆された。

これまでの検討は混和注入時の造影剤と生理食塩水は同量であり比率は5：5であったが比率を変化させた場合について、より安全な造影検査を行うために注入圧に着目し追加の検討を行なった。はじめに混和注入にて造影効果が担保されるかどうかの確認を行った。造影剤60mL、注入時間30秒、後押しの生理食塩水を30mLとした。混和注入の比率は、10：0、9：1、8：2、7：3、6：4、5：5である。10：0は造影剤のみであり、5：5は造影剤と生理食塩水が同量である。結果のTECを図6に示す。

注入速度は10：0では2mL/s、5：5では4mL/sであり、その影響がTECの立ち上がりに見られるが形状そのものはほぼ同一であり造影効果は担保されることが確認できた。

次に注入圧を検討するため混和注入時間を20秒、後押しの生理食塩水を20mLとし、成人の造影条件を考慮した370mgI/mLの造影剤を3、4、5mL/sで注入した場合と、小児の造影条件を考慮した300mgI/mLの造影剤を0.5、0.6、0.7、0.8、0.9、1.0mL/sにて注入した場合の注入圧の比較を行なった。それぞれの造影剤濃度で、混和比率が10:0で造影剤のみの注入圧で正規化した相対値を縦軸としたグラフを図7に示す。成人を考慮した条件では8：2や7：3で注入圧が低下する傾向があった。小児の条件では多少のばらつきはあるが同様の傾向にあると考えられた。

混和注入では生理食塩水が増加することにより、造影剤濃度が低下による注入圧の低下と注入速度が上がることに伴う注入圧の上昇という2つの影響が同時に起こっているものと考察された。

以上の検討結果から小児心臓撮影の造影剤注入条件としてAB＋Bを用い、ABの混和比率を8：2または7：3にすることで安全に造影検査ができるものと考えられた。臨床画像と注入圧グラフを図8に示す。

おわりに

DUAL SHOT GX7に搭載された機能がなければ実現できない2つの造影手技を、当院で過去に行ってきた実験内容を通じて紹介をした。興味を持っていただき、是非みなさまにも使用していただきたいと考えている。

謝辞

実験やデータの解析にご尽力をいただいた当院CT担当の諸兄に感謝の意を表する。

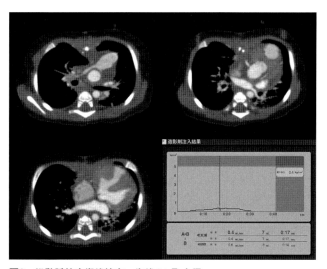

図8　総動脈幹症術後検査　生後2ヶ月 女児
Aquiline ONE ViSION 心電図同期撮影
造影剤到達モニタリングは未使用。
AB＋B、混和比率7:3の注入方法を用いて最大注入圧は0.4kg/cm²であり安全に検査を終了することができた

＜文献＞
1)　A Kazuo et al. Simulation of aortic peak enhancement on MDCT using a contrast material flow phantom: feasibility study. American Journal of Roentgenology 186.2: 379-385, 2006
2)　寺沢和晶; 八町淳. 頭部および頭頸部 3DCTA における造影検査法の検討. 日本放射線技術学会雑誌 60.3: 423-428, 2004
3)　BAE Kyongtae T et al: Aortic and hepatic peak enhancement at CT: effect of contrast medium injection rate--pharmacokinetic analysis and experimental porcine model. Radiology 206.2: 455-464, 1998
4)　FLEISCHMANN, D. High-concentration contrast media in MDCT angiography: principles and rationale. European radiology 13.3: N39-N43, 2003
5)　Sasaki T et al: "Optimal injection protocol (method) for long range 3D-CT Angiography (The Stable Line Imaging Protocol/SLIP)." European Congress of Radiology-ECR, 2014
6)　YAMAGUCHI, Aogu; SASAKI, Tsukasa. Optimal injection method for long-range computed tomography angiography. Radiological physics and technology 10.3: 301-310, 2017
7)　http://www.jwrc-net.or.jp/qa/04-31.pdf

File No. 17

4D-imagingの呪縛からの開放
~血流動態評価を可能にするアプリケーション~

地方独立行政法人 佐賀県医療センター好生館
放射線部
三井宏太

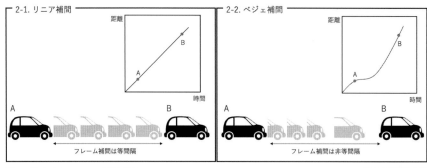

図1　代表的なフレーム補間技術

➡巻頭カラー参照

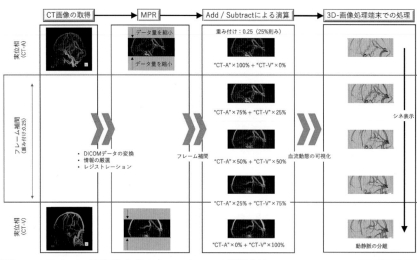

図2　Add/Subtractを利用した4D-imagingのフレーム補間方法

➡巻頭カラー参照

緒言

Computed tomography(CT)装置の多列化およびCT技術の進歩により、CT検査で血流動態評価が可能となった[1,2]。従来、血管造影検査で侵襲的に行われていた検査をCT検査で代用できるため、その簡便性および利便性から多時相撮影(four dimension-imaging：4D-imaging)は飛躍的に増加した。特に頭部領域では、硬膜動静脈瘻における流入血管(feeder)・流出血管(drainer)の同定だけでなく、血流動態評価(皮質静脈への逆流の評価)による治療方針の決定に有用である[3]。また、虚血性脳血管障害では4D-imagingを用いた灌流評価(CT-perfusion)により、虚血コアとペナンブラの同定が可能となり、同時に血管評価も行えるため治療方針の決定や予後予測に有用とされている[4]。このように、4D-imagingは、形態評価だけでは困難であった診断が行えるため、臨床的有用性が非常に高いと言える。

しかし、4D-imagingは経時的に同一断面を連続スキャンするため、従来のCT検査と比べ被曝量の増加が懸念される。そのため1スキャンあたりの線量を調整することで、被曝量低減を行う必要[5]があるが、過度な線量低減は画質不良を伴う[6]。

また、4D-imagingは1スキャンあたりの時間分解能を短くすることで、経時的な血流動態評価を可能としているため、CT装置のスペックに依存し、時間分解能が長くなるような広範囲のスキャンには適応することができない。

よって、臨床において血流動態評価を行いたい場面は多々あるが、4D-imagingは様々な制限があるため、総合的に判断した結果、断念せざるを得ないというジレンマが生じている。

このように、4D-imagingは様々な制限があり、その適応は限定的である。また、4D-imagingを行えたとしても被曝量の懸念から撮影位相を縮減することも少なくない。しかし、撮影位相の極端な縮減を行うと、CT-perfusionにおいて各種パラメータの計算精度に影響を及ぼし[7]、血流動態評価では視認性が低

下する。前者に関しては最適な位相を取得することに他ならないが、後者に関しては、特有のアプリケーションを使用することで視認性が向上することが報告されている[8]。しかし、装置に依存するため、一般的には、4D-imagingから得られた時間濃度曲線(time enhancement curve：TEC)を用いて血流動態評価を行っている。一方、アニメーション制作の分野では少ないフレームからフレーム間の動きを予測するフレーム補間を行うことで視認性を向上させている[9]。このフレーム補間技術を4D-imagingに応用できれば、装置に依存することなく視認性の向上が期待できると考える。

フレーム補間技術

前述の通りアニメーション制作では、数少ないフレームの場合に動作が不自然になるため、フレーム補間技術を用いて視認性を向上させている。ここでは、代表的なフレーム補間技術について簡単に解説(**図1**)する。

1. リニア補間

リニア補間とは文字通り直線的なフレーム補間である。既知のAとBのフレーム間に等間隔に補間フレームを内挿し、時間方向のフレーム数を多くすることでフレーム間の動作をより鮮明に描出することが可能となる。機械的な動作に関して有用な手法である。

2. ベジェ補間

ベジェ補間とは、ベジェ曲線をもとに変化量を任意に調整するフレーム補間である。既知のAとBのフレーム間に非等間隔に補間フレームを内挿し、時間方向を一定にしないことでリニア補間より、滑らかな動作にできる特徴がある。

ここで、4D-imagingも広義のアニメーションとして扱えるため、このようなフレーム補間技術が応用できると考えられる。4D-imagingのフレーム補間は"物体の動きの補間"と"CT値の変化に対する補間"である。前者に関しては、物体の特徴量を捉えたボクセルトラッキング等の技術が必要となり[10]、専用のアプリケーションがないと補間することはできないが、後者に関しては、リニア補間であれば我々が普段行っているTECと同意義である。つまり、TECでの血流動態評価を目に見える形で表現できれば"疎"の位相より得られた4D-imagingでも十分診断可能な画像が得られる。

アプリケーションの特徴
および使用方法

そこで我々が着目したのがCT装置に付属する基本的なアプリケーションであるAdd/Subtract(キヤノンメディカルシステムズ株式会社：Canon)の機能である。

Add/Subtractは画像間の演算を行うアプリケーションであり、任意の重み付けにより加算および減算処理が行える。

重み付け：1で造影相から単純相を減算(サブトラクション)すれば、造影剤の分布を可視化することが可能であり[11]、同一の位相を重み付け：1で加算すればコントラストを増強させることが可能となる[12]。また、4D-imagingの複数位相を加算平均(Time stack)することで、ノイズの低減効果が期待できる[13]。

この機能を利用し、連続した位相間を任意の重み付けで演算処理することでTEC上の任意の点におけるCT画像を作成し、実位相間に内挿すれば、4D-imagingの視認性を向上させることが可能である。

具体的な手法を**図2**に示す。

まず、4D-imaging(撮影時相は2相以上が必要)を従来どおり撮影する。Canon社製CT装置では様々なスキャン方式が存在するが、一般的に4D-imagingで用いられる"Dynamic Volume"のDICOMデータでは、Add/Subtractによる演算処理を行うことができないため、多断面再構成(multi planer reconstruction：MPR)により演算処理が行えるDICOMデータへと変換する。このとき、フレーム補間による画像枚数の大幅な増加を考慮し、再構成範囲やスライス厚、スライス間隔を適宜決定(血流動態評価のため、極端に細かなスライスは必要としない)する。次にAdd/Subtractを使用し、任意の重み付けによりフレーム補間画像を作成する。当館の場合は、画像枚数の増加を考慮し4D-imagingは重み付け：0.25(内挿位相が3相)、2相撮影では重み付け：0.1(内挿画像が8相)でフレーム補間を行っている。フレーム補間後のデータと実位相のデータを3D-画像処理端末(ZIOSTATION2：Ziosoft)に転送し、血流動態を反映した画像を作成する。

臨床症例

撮影位相および撮影部位が異なる臨床画像を示す。

1. 硬膜動静脈瘻

硬膜動静脈瘻は、細かなfeederおよびdrainerの同定および皮質静脈への逆流を観察する必要がある。3D-imagingを用いればfeederおよびdrainerの同定は可能であるが、皮質静脈の逆流を判断することは困難であり、4D-imagingを用いればその逆である。よって、当館ではTest Bolus Tracking法[14]を用い、最適なCT-Arteriography(CT-A)およびCT-Venography(CT-V)のタイミングは通常線量で、その他の位相を低線量で撮影している[15]。この手法を用いることで、CT-AとCT-Vの位相においてfeederおよびdrainerの同定が可能な画質を維持している。さらに撮影後、フレーム補間(重み付け：0.25)を行うことで、血流動態評価も可能にしている(**図3、4**)。

2. 巨大中大脳動脈瘤

頭部CT-Angiographyは、1相撮影が主流で、穿通枝の同定や

被曝量の観点からその有用性は高く、2相（CT-A、CT-V）撮影を行う機会は年々少なくなってきている[16]。しかし、2相撮影は、4D-imagingほどではないが血流動態を反映した画像が得られる利点があり、状況に応じての使い分けが重要である。本症例は中大脳動脈に巨大動脈瘤が存在し、CT-AとCT-V間のフレーム補間（重み付け：0.1）により、動脈瘤内の血流変化が認識できた症例である（**図5**）。

3. 総腸骨動脈瘤破裂

緊急性が高い症例や体幹部の撮影の場合、撮影範囲の制限や手技の煩雑性のため4D-imagingができない場合が多い。本症例はショック状態でCT室に運ばれ、原因検索のため造影CTが施行された症例である。総腸骨動脈瘤の存在と動脈瘤の前面に縦走する破裂部位の形態および血流動態がフレーム補間（重み付け：0.1）によって明らかになった（**図6**）。

使用上の注意事項

灌流評価は、適切なタイミングでの位相がないと計算精度に影響を及ぼすため[7]、灌流評価を目的とした場合の使用はおすすめできない。また、実位相間をリニアにフレーム補間するため、実位相間の時間軸が大幅に異なる場合は、誤った画像を作成してしまう可能性がある（**図7**）。あくまでも小循環をターゲットにした補間方法である。また、実位相間にミスレジストレーションがあるとフレーム補間画像にアーチファクトが生じるため、撮影時にミスレジストレーションが起こらない工夫[17]（当館では頭部領域の撮影でネックカラーを使用）や実位相画像のレジストレーション処理などの工夫[18]が必要である。

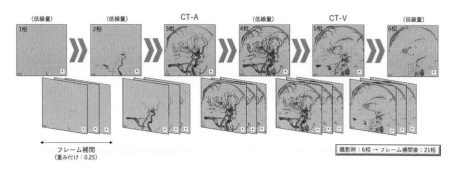

図3 硬膜動静脈瘻に対する4D-imaging　⇒巻頭カラー参照

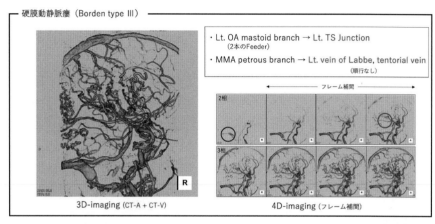

図4 硬膜動静脈瘻に対するフレーム補間　⇒巻頭カラー参照

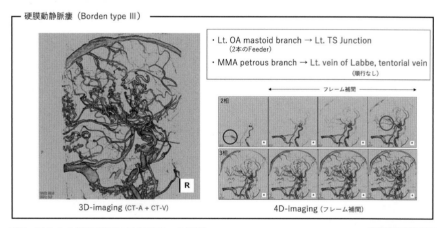

図5 巨大中大脳動脈瘤に対するフレーム補間　⇒巻頭カラー参照

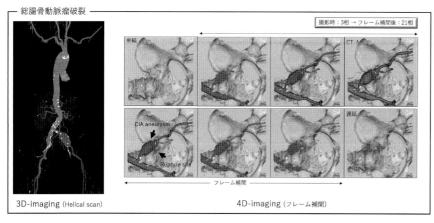

図6　総腸骨動脈瘤破裂に対するフレーム補間　⇒巻頭カラー参照

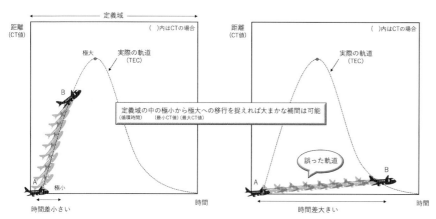

図7　実位相の時間軸がフレーム補間に与える影響　⇒巻頭カラー参照

まとめ

　このように4D-imagingに対するフレーム補間は、血流動態の視認性が大幅に改善されるため、臨床的有用性が非常に高い。何よりもCT装置のスペック（撮影列数やスキャン方式等）に左右されることなく使用できるためその有用性は高い。

　しかし、誤った使用をすると偽りのデータを提供することにもなり得る。あくまでもTECをベースにした画像表示法ということを意識しつつ有用に使用していただきたい。

<文献>
1) Siebert E et al: 320-slice CT neuroimaging: initial clinical experience and image quality evaluation. Br J Radiol 82: 561-570, 2009
2) Katada K　et al: Clouse.Area Detector CT.Tokyo: Medical Tribune, 2015
3) 林佐衣子 ほか: 硬膜動静脈瘻の評価における320列area detector CTを用いた3D CT-DSAの有用性. 脳卒中 37(2): 96-101, 2015
4) CT/MR灌流画像実践ガイドライン合同策定委員会; CT/MR灌流画像実践ガイドライン 2006
5) Wintermark M et al: Acute stroke imaging research roadmap.　AJNR. 29: E23-E30, 2008
6) Richard S et al: Towards task‐based assessment of CT performance: System and object MTF across different reconstruction algorithms. Med Physics 39(07): 4115-4122, 2012
7) Wintermark M et al: Dynamic perfusion CT: optimizing the temporal resolution and contrast volume for calculation of perfusion CT parameters in stroke patients. AJNR. 25(5): 720-729, 2004
8) Heather A Brown PhD: PhyZiodynamics: A Revolutionary Approach for Post-Processed Noise Reduction, Motion Coherence and Functional Analytics. Ziosoft, inc. 2010

9) 児玉　明: フレーム間予測技術. 映像情報メディア学会誌 67(4): 303-307, 2013
10) 石田和史: PhyZIodynamicsって何者？—paradigm shiftを起こせるか!?—. INNERVISION 28(11): 33-36, 2013
11) 関谷俊範: CTにおけるサブトラクション技術の現状と課題. INNERVISION 29(10): 14-18, 2014
12) 渡邊　亮 ほか: 3D画像作成におけるCT値スケール変更によるコントラスト増幅画像再構成法の提案. 日放技学誌 69(5): 864-872, 2013
13) 竹内明日香 ほか: Time-MIPとTime-Stack—スキャン後でもノイズとコントラストの調整を可能に—. Proceeding of JSCT 6(2): 68-71, 2018
14) 山口隆義 ほか: 新しい造影方法であるtest bolus tracking法の開発と、冠状動脈CT造影検査における有用性について. 日放技学誌65(8): 1032-1040, 2009
15) 三井宏太: 頭頸部3D-CT Angiographyの基礎と疾患を診せるテクニック. Rad Fan 17(6): 24-28, 2019
16) 三井宏太: 3DCTAの再現性と撮影プロトコルの再考『頭部』. 日放技撮影部会誌 26(1): 24-27, 2018
17) 神永直崇: 頭頸部領域撮影時におけるモーションアーチファクト低減を目的としたネックカラーの有用性. Rad Fan 18(13): 75-77, 2020
18) Kabus S et al: Lung ventilation estimation based on 4D-CT imaging. Proc First International Workshop on Pulmonary Image Analysis, MICCAI: 73-81, 2008

MY BOOK MARK

～本当に使いやすい製品がこの中に～

File No. 18

当院で使用している撮影補助具の紹介
（耳鼻科ステンバース法と産科X線骨盤計測法）

NTT東日本札幌病院 放射線科

川原大典

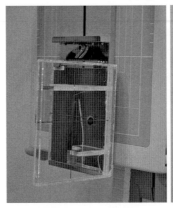
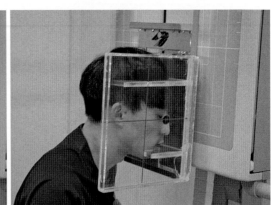

図1　初代ステンバース補助具
a　設置時
b　ポジショニング時

a｜b

 ## はじめに

　長い放射線検査の歴史の中で撮影補助具は様々な検討を重ね、作成・組み合わせられてきた。様々なモダリティのある放射線検査において撮影補助具は非常に重要なものである。再撮影率の低減、撮影時間短縮、患者負担の軽減など様々な目的で考案され各施設で使用されているだろう。当院でも様々な撮影において補助具を使用している。本稿では当院で使用している耳鼻科領域のステンバースと産科領域のマルチウス・グースマンに使用している補助具に関してそれぞれ報告させていただく。

耳鼻科領域・ステンバース用補助具

　当院ではめまい症状など平衡聴器疾患を疑う患者様に対しシュラー・ステンバース撮影法を行っている。私が入職した10年ほど前はほとんどの撮影をCR装置（富士フイルムメディカル株式会社製）で行っていた。入職当時から使用していた初代ステンバース補助具を**図1**に示す。使用法は体位が座位、CRカセッテとグリッドを裏面にはめ込み、立位台につり下げ設置する。額と下顎をアクリルのガイドに当て、ガイドに書かれた基準線をもとにポジショニングを行う。諸兄らに確認したところ初代補助具は他施設のものを模倣して作成されたと確認が取れた。初代は六つサイズのCRカセッテを使用していた。六つサイズ

のCRカセッテをセットし、保持器具に設置、曝射後に取り外し、読み取り、新たなカセッテのセット、保持器具に設置の繰り返しで手間があったものの、基準線をとりやすく修正も容易で非常に助けられた記憶がある。しかしFPD（calneo C mini wireless SQ：富士フイルムメディカル株式会社製）の導入に際し、初代補助具は六つサイズ用であったため四つサイズ相当であるFPDに移行できずにいた。そこでFPDでも使用できるよう設計し直すことにした。最初は単純に補助具のサイズを大きくすることにした。しかし剛性確保のためのアクリル厚が増加し、それに伴う重量の増加、画像を読み取るために取り外す必要がないことが利点のFPDを対側撮影時に入れ替える無駄とFPD落下の危険を感じ、デザインから検討し直すことにした。また材質の検討も同時に行った。初代補助具はすべてがアクリルであったため一部X線が減衰していることが考えられた。そこで使用しなくなったCRカセッテのカーボン部分を転用しX線の利用効率の向上を試みた。完成したのが**図2**に示す二代目ステンバース補助具である。二代目は続けて撮影できるFPDの利点を活かし、カーボンの板に顎と額を保持するアクリルを取り付け、FPDとグリッドに重ねる構造にした。また取り付けたアクリルは初代の大きさも参考に、顔を入れるだけでおおよそOMラインが水平になるようにカーブの深さを調整した。これらの工夫により、顔を当て、ポジショニングのチェック後、右側の撮影、そして右側の撮影を終えた後は患者様に逆斜位なっていただき顔を当てるだけで簡単におおよその左側の撮影体位がとれ、FPDの入れ替えを行うこと無くポジショニングのチェック後すぐに撮影を行うことができるようになった。この横を向くだけで続けて

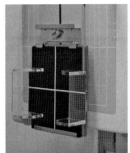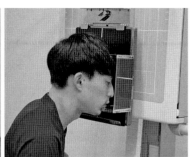

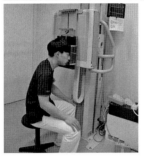

a	b
c

図2　二代目ステンバース補助具
　a　設置時
　b　ポジショニング時
　c　撮影外観

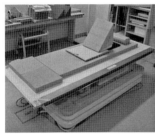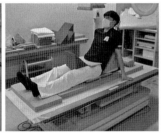

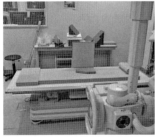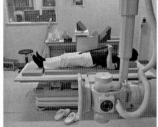

図3　マルチウス・グースマン撮影法
　a　マルチウス設置時
　b　マルチウスポジショニング時
　c　グースマン設置時
　d　グースマンポジショニング時

a	b
c	d

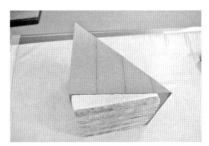

図4　55°に調整したポジショニングブロック

両側の撮影が行えるようになったのが最大の進化である。更にアクリル部分の減少はX線利用効率の面だけでなく、顔が囲まれる構造ではなくなったことによる圧迫感の低減も実現できた。目安となるラインも入れてあることから、内後頭稜と骨半規管を目安に、回旋過多・回旋不足時の角度修正もしやすい。非常に撮影効率のよい補助具で現在も重宝している。

産科領域・X線骨盤計測法マルチウス・グースマン用補助具

　マルチウス・グースマン撮影法は狭骨盤や児頭骨盤不均衡の診断を目的として施行される。当院では年間300例ほどマルチウス・グースマンの撮影を行っている。5年ほど前までグースマンは側臥位で撮影していたが、身重の患者様には体位保持が難しいこと、側臥位で恥骨を軸位にすることの難しさなどから再撮影になることが多く見受けられた。また妊婦の撮影であることもあり、被曝線量の増加に加え妊婦を再撮影しなければいけないという撮影者のストレスなど問題となっていた。そこで再撮影の低減と側臥位のポジショニングによる患者負担の軽減を目的とし、グースマンの体位を仰臥位、撮影方向をクロステーブルで撮影することを検討した。またそれに付随し同時に撮影するマルチウス法のレイアウトも一連の流れで撮影できるように検討した。検討した結果の現在のレイアウトを**図3**に示す。グースマン法をクロステーブルで行う場合の、寝台天板からの散乱線がしばしば画質に影響する。ここで活躍するのがポジショニングブロック（日興ファインズ株式会社製）である。散乱線を低減するために厚みはあるがX線吸収の少ない板状のポジショニングブロックをベッドの上に敷くことにした。撮影はマルチウス法から行うが、上半身の角度を合わせるために三角形型のポジショニングブロックに発泡スチロールを足して55°の傾斜にし（**図4**）、患者背中側に配置、グリッドを取り付けたFPD（calneo smart C47：富士フイルムメディカル株式会社製）に直接座って撮影する。次にグースマン法だがマルチウス法の体位から仰臥位になるよう寝ていただき撮影をする。また被写体厚の低減を目的に、臀部が尾骨部分に重ならないよう、仙椎部分にウレタンを追加することで臀部が重力で下にさがる仕組みにしている。仰臥位のため骨盤のゆがみや、腰椎の側弯への対応も三角スポンジ等の使用や下に敷いてある板状のポジショニングブロックを回転させることができるので対応しやすい。当院ではこの仰臥位の撮影法に変更してから再撮影が減少した。総撮影枚数に対する再撮影枚数の割合（写損率）の推移のグラフを**図5**に示す。グラフに示す通り側臥位で撮影した2013年度・2014年度が35％・39％程度であったのが、仰臥位に変更してからの2016年度・2017年度では8％・12％程度と大幅に減少していることがわかる。再撮影になる最も多い原因であるポジショニング不良に対する改善に効果はあったと考えている。ポジショニング不良以外も再撮影の原因は考えられるため再撮影をなくすことは難しいが、今後さらに改善に向けて検討を行っていく次第である。これらは準備の煩雑さは多少あるものの、

再撮影がなくなったことによる患者被曝の低減と、撮影者の精神的ストレスをなくしてくれる素晴らしい撮影法及び補助具である。ただ注意点として撮影全般言えることだが、FPDを立たせるためにカセッテホルダーを使用するような撮影の場合、患者様の肘や腰に接触した際に落下させないように注意しなければいけない。現在まで何度か肝を冷やす場面もあったが幸いこの撮影法においてはFPDの破損には至っていない。(他の撮影では…)

まとめ

　すべての検査に共通して言えることではあるがルーチン撮影から救急対応までシチュエーションは無数に存在する。必要な画像を得るため、被曝を低減するため、患者負担を軽減するため、様々なことに対し工夫・対応しながら日々の検査に取り組んでいく必要がある。今回紹介した補助具もその一つの方法であるが、今後も常によりよいものを求めて業務に取り組んでいく次第である。

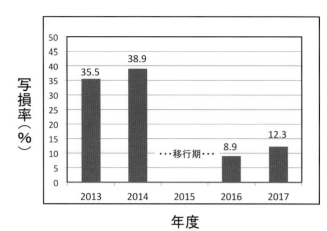

図5　グースマン写損率の推移

<文献>
1) 日本放射線技術学会監修: 放射線技術学シリーズX線撮影技術学第1版, 株式会社オーム社, p24-26, p134-135
2) 堀尾重治: 骨・関節X線写真の撮り方と見かた, 第5版 医学書院, p270, p336-339
3) 安藤英次: 図解 骨盤・股関節撮影法 第1版, 株式会社オーム社, p70-81

NEWS!!

世界13ヵ国で調査を実施。フィリップスが提案する「守りの睡眠」「攻めの睡眠」
──Regular Sleep, Healthy Future（規則正しい睡眠で、健康な未来へ）──

　世界睡眠協会(World Sleep Society)によって制定された「世界睡眠の日」。この日に合わせて全世界で調査を行っている株式会社フィリップス・ジャパン(以下フィリップス)が、3月17日(水)にオンラインによる睡眠プレスセッションを開催した。

　今回は、「新型コロナウイルス感染症拡大がどのような影響を与えたのか」にフォーカスした内容で、日本人は調査国の中で睡眠時間が最も少なく、睡眠に対する満足度も29%と最も低い結果となった。

　久保和也氏(同社スリープ&レスピラトリケア事業部マーケティング部副部長)は、「回答者の約半数の48%に影響があり、ネガティブな影響を受けた項目として最も高かったのはストレス(44%)でした。特に若い世代の割合が高く、男性よりも女性の方が高い影響を受けています」と語った。

　人生の約3分の1を占める睡眠時間を削ると、うつ病など精神疾患を引き起こしたり、生活習慣病のリスクを高めることが様々な研究によって明らかにされている。

　フィリップスは、20年以上の睡眠領域での実績と知見に基づき、「守りの睡眠」ではコロナ禍のNew Nomal時代の睡眠デジタルソリューション、「攻めの睡眠」では日々の生活を充実させるOne UPソリューションを展開している。特に睡眠時無呼吸症候群(SAS)の医療領域では、スリープテック「SmartSleep」シリーズを提供。また、睡眠の質を高めるため

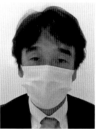

久保和也氏

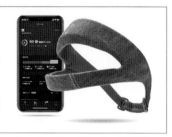

SmartSleepディープスリープヘッドバンド2

に開発された睡眠用ウェアラブルヘッドバンド「SmartSleepディープスリープヘッドバンド2」、いびきを振動で軽減させる「SmartSleepスノアサイレンサー」、太陽に近い光で目覚めを促す「SmartSleepウェイクアップライト」を販売し、すべての人々のより良い健康と満ち足りた生活の実現をめざす。

Rad Fan 取扱書店一覧

Rad Fanは下記の書店でお買い求め頂けます。

北海道
昭和書房
函館 蔦屋書店
紀伊國屋書店 札幌本店
MARUZEN&ジュンク堂書店 札幌店
北海道大学生活協同組合書籍部 北部店
ありさわ商会
ダイヤ書房
ジュンク堂書店 旭川店
冨貴堂
コーチャンフォー ミュンヘン大橋店
コーチャンフォー 旭川店
コーチャンフォー 釧路店
コーチャンフォー 北見店
フジヤ書店

青森県
木村書店

秋田県
西村書店 秋田支店
秋田大学生協 手形店
加賀谷書店
一長堂書店
佐藤政治書店

岩手県
丸善 岩手医科大学売店
エムズエクスポ 盛岡店
東山堂 ワンダー事業センター
MORIOKA TSUTAYA
ブックポートネギシ
桑畑書店
松橋商店

宮城県
東北大学生協星陵書籍店
丸善 仙台アエル店
アイエ書店
NET21ブックセンターササエ古川店

山形県
高陽堂書店
遠藤書店
こびあ八文字屋

福島県
福島県立医科大学ブックセンター
吉田書店
近江屋書店
ヤマニ書房 本店
広文堂

東京都

千代田区
丸善 丸の内本店
三省堂書店 神保町本店
丸善 お茶の水店

中央区
八重洲ブックセンター 本店

港区
文永堂書店
富士フイルム生協 西麻布店

文京区
文光堂書店 本郷店
東京医科歯科大学生活協同組合

品川区
文教堂 大崎店
医学堂書店

大田区
東邦稲垣書店

渋谷区
MARUZEN＆ジュンク堂書店 渋谷店

新宿区
ブックファースト 新宿店
三省堂書店 東京女子医大店
紀伊國屋書店 新宿本店

中野区
ブックファースト中野店

豊島区
芳林堂書店
三省堂書店 池袋本店
ジュンク堂書店 池袋本店

板橋区
文進堂書店

東京都下
ジュンク堂書店 吉祥寺店
文光堂 杏林大学医学部店
木内書店
オリオン書房 ノルテ店
コーチャンフォー 若葉台店

神奈川県
有隣堂横浜駅西口店医学書センター
有隣堂伊勢佐木町本店医学書センター
鈴文堂
金文堂信濃屋書店
ジュンク堂書店 藤沢店
有隣堂医学書センター北里大学病院店
丸善 東海大学伊勢原売店

千葉県
くまざわ書店 ペリエ千葉本店
志学書店 本店
丸善 津田沼店
西口アサノ 外商部

茨城県
丸善 筑波大学医学書籍部
ACADEMIA イーアスつくば店

栃木県
廣川書店 獨協医科大学店
大学書房 獨協医大店
ビッグワンTSUTAYA 宇都宮竹林店
大学書房 自治医大店

埼玉県
佃文教堂
三省堂書店 大宮店
Book Depot 書楽
藤書院
酒井書店 中央店
カサモ関口商店
文光堂 埼玉医大店

群馬県
廣川書店 高崎店
群馬大学生協 昭和店書籍部
廣川書店 前橋店
蔦屋書店 前橋みなみモール店

新潟県
紀伊國屋書店 新潟店
ジュンク堂書店 新潟店
考古堂書店
西村書店

長野県
明倫堂書店 松本店
信州大学生活協同組合 松本書籍部店
丸善 松本店

山梨県
山梨大学生協書籍部

丸善 山梨大学医学部購買部
明倫堂書店 甲府店

静岡県
吉見書店
すがやブック
谷島屋 浜松店
ガリバー 浜松店
谷島屋 浜松医科大学売店
天竜谷島屋

愛知県
精文館書店
ジュンク堂書店 ロフト名古屋店
丸善 名古屋本店
大竹書店
名古屋大学生協 南部書籍部
丸善 愛知医科大学売店
文昌堂

岐阜県
岐阜大学生協 中央店
丸善 岐阜店
ぜんな書房
松林堂書店

石川県
金沢大学生協 角間店書籍部
北国書林 外商部
うつのみや 営業センター
忠谷書店

富山県
文苑堂書店
Booksなかだ 本店専門書館

福井県
勝木書店
千田書店
海光堂書店 松原店

三重県
ワニコ書店
三重大学生協 第2購買書籍部
ひまわり書店

大阪府
ジュンク堂書店 大阪本店
紀伊國屋 グランフロント大阪店
紀伊國屋書店 梅田本店
MARUZEN＆ジュンク堂書店 梅田店
旭屋書店
神陵文庫 大阪支店
ジュンク堂書店 難波店
大阪市立大学生協
大阪大学生協書籍部 医学部店
ワニコ書店 枚方店
ジュンク堂書店 大阪外商部

京都府
ジュンク堂書店 京都店
丸善 京都本店
辻井書院
ガリバー 京都店

和歌山県
和歌山県立医科大学生協書籍部

兵庫県
神戸大学生協書籍部 医学部店
ジュンク堂書店 三宮店
神陵文庫 本店
ジュンク堂書店 姫路店

奈良県
奈良栗田書店

鳥取県
今井書店 倉吉店
今井書店 錦町店

島根県
島根井上書店
今井書店 出雲店

岡山県
岡山大学岡山生活協同組合ブックストア
泰山堂書店 鹿田本店
岡山大学生協 鹿田店

広島県
啓文社コア 神辺店
啓文社
紀伊國屋 広島店
丸善 広島店
ジュンク堂書店 広島駅前店
井上書店(広島)
フタバ図書 TERA店

山口県
井上書店
山口大学生協

香川県
宮脇書店 本店
宮脇書店 香川大学医学部店

徳島県
徳島大学生協 蔵本店
久米書店

高知県
金高堂

愛媛県
ジュンク堂書店 松山店
新丸三書店 本店
新丸三本店 医学部店
明屋書店 松山本店

福岡県
白石書店 本店
ジュンク堂書店 福岡店
金文堂 本店
うどう書店
丸善 博多店
九州神陵文庫 本社
九州大学生協医系店
積文館書店
九州神陵文庫 久留米大学医学部店
紀伊國屋 久留米店

長崎県
酒井文海堂
好文堂書店
金明堂

熊本県
金龍堂

大分県
ジュンク堂書店 大分店
ブックス玉屋
淵書店

宮崎県
田中図書販売

鹿児島県
鹿児島大学生協 医歯学部店
金海堂書店
ジュンク堂書店 鹿児島店

沖縄県
ふるさと医学書

RADNAVI

01 日本メドトロニック、日本初の透析患者さん向け薬剤コーティングバルーン IN.PACT AV DCBを発売

日本メドトロニック㈱は、IN.PACT AV薬剤コーティングバルーン（以下、IN.PACT AV DCB）の販売を開始する。

IN.PACT AV DCBは、血液透析を受けている末期腎不全（ESRD）患者さんの自己血管内シャント（以下、内シャント）における長さ100mmまでの狭窄病変に対する血管内治療デバイスで、日本で初めて承認された血管内用の薬剤コーティングバルーンだ。バルーンに塗布された薬剤「パクリタキセル」を、バルーン拡張により血管壁に送達させ、再狭窄を抑制し再治療の頻度を低減することが期待されている。日本では2020年9月23日に薬事承認され、2021年2月1日に保険適用された。

日本において透析患者数は約34万人を超え、そのうちの約97％（約33万人）が血液透析を受けている。その多くは、持続的に血液透析を受けるために、人工的に動脈と静脈を結合した内シャントを必要とする。内シャントは透析患者さんのライフラインとなり、その血流を維持することは不可欠となる。しかしシャント化された静脈は、時間の経過とともに狭窄が生じやすく、その結果、内シャントの血流が低下して十分な血液透析が受けられなくなることがある。内シャントの機能を回復させるために経皮的血管形成術（PTA）で狭窄を拡張する治療が広く行われているが、再狭窄のためPTAを繰り返すケースも少なくない。

メドトロニックは、『人々の痛みをやわらげ、健康を回復し、生命を延ばす』というミッションのもと、心臓循環器および末期腎臓病のインターベンションのためのイノベーティブな医療テクノロジーを提供し、患者さんや医療従事者に臨床的かつ経済的な価値をもたらす製品やサービスの提供を通じて、さらなる貢献を目指していく。

お問い合わせ
日本メドトロニック㈱
コミュニケーション　担当：小野・蓬田
TEL:03-6776-0002（部門代表）

02 フォトロン、クラウド基盤を活用したネットワーク収録サービス「SpiderRecCloud」提供開始

Spider Rec Cloudは、講義室・教室や研修会場にIPカメラ、IPエンコーダといった機器を設置し、スケジュール設定による講義収録をクラウド上から実行することを可能。さらに動画配信サービス「CLEVAS Cloud」と組み合わせることで、収録から配信までのスムーズな運用を実現。

特長
講義収録配信システムをクラウドサービスでご提供
収録機器不要でシステム管理/運用負担を軽減
カメラ等必要最低限の機器のみで運用開始
SINET接続で学内ネットワークデバイスを学内LANと同様に扱うことが可能である。

Spider Rec Cloud活用イメージとしては、複数カメラを個々にコントロールして、収録/モニタリング/静止画撮影

ブラウザからのアクセスで、接続している全てのネットワークカメラ映像を確認できます。収録開始/停止操作や、パン・チルト・ズームといったカメラコントロールを個々におこなえ、任意のタイミングで画像撮影も可能。一般的な動画形式「mp4」で収録される為、収録後のトランスコードは不要。

SINET接続で学内ネットワークデバイスを学内LANと同様に扱うことが可能である。

サービスは学術情報サービス「SINET」経由で提供するクラウドサービスである。そのためインターネットを経由することなく学内LANの一部としてサービスを利用でき、新たにVPN回線を契約するコストや回線逼迫のリスクを回避することが可能だ。

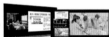

お問い合わせ
㈱フォトロン
映像システム事業本部
TEL:03-3518-6274

03 アボット、日常の糖尿病管理ができる日本初のアプリFreeStyleリブレLinkを開発

FreeStyleリブレLinkは日本で初めてとなるスマートフォンをかざすことで日常の血糖管理ができる製品である。

本アプリは、糖尿病患者の日常的な指先穿刺による血糖測定を必要としない。

スマートフォンで一瞬スキャンすることで、服の上からでも瞬時にグルコース値を読み取り血糖変動、矢印による血糖変動傾向、履歴、パターンなどを表示する。

FreeStyle リブレLinkとクラウドベースの糖尿病管理システムである「リブレView」を連携させ、豊富なデータに基づいたオンライン診療が期待される。

同アプリは、無料でダウンロード可能。FreeStyleリブレのユーザーは、上腕に貼った最長14日間使用可能なセンサーをスマートフォンでスキャンすることで、現在のグルコース値や直近8時間の血糖変動（血糖トレンド）がスマートフォンに表示される。また、FreeStyleリブレLinkは、血糖変動をトレンドやパターンとして見える化することで、糖尿病患者さん自身が自分で糖尿病の管理状況を把握することができる。なお、FreeStyle リブレLinkは、1型・2型等の病型を問わずインスリン療法を施行中の患者さんに保険適用である。

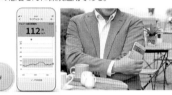

お問い合わせ
アボットジャパン合同会社
TEL:03-4555-1002

04 メディカル・エキスパート、名古屋営業所移転のお知らせ

令和3年3月1日よりメディカル・エキスパート㈱は、名古屋営業所を下記の通り移転した。
■名古屋営業所
新所在地：〒460-0026
　　　　　愛媛県名古屋市中区伊勢山1-1-1
　　　　　伊勢山ビル2C号室
最寄り駅：名古屋市営地下鉄名城線 東別院駅 徒歩5分
　　　　　名古屋市営地下鉄名城線 金山駅 徒歩13分

お問い合わせ
URL:https://www.Medical-ex.co.jp

05 フジデノロ、事務所移転ならびに支店名変更のご案内

フジデノロ㈱は、東京支店を下記に移転する運びとなった。また、それに伴い東京支店を東京本社とし、これまでのヘルスケア事業部と第二事業部に加えて製品開発部、商品企画室、経営戦略室、人事総務グループを併設し、総合的な業務の拡充をしていく。

新　社　名：フジデノロ㈱ 東京本社
移　転　先：〒105-8002
　　　　　　東京都港区浜松町1丁目31番
　　　　　　文化放送メディアプラス5階
電　　　話：03-5408-7800（代表）
　　　　　　03-5408-7801（ヘルスケア事業部）
　　　　　　03-5408-7802（第二事業部）
Ｆ　Ａ　Ｘ：03-5408-7805

営　業　開　始：令和3年3月22日（月）

お問い合わせ
URL:https://www.fujidenolo.co.jp

06 富士フイルムメディカル、LED光源搭載内視鏡システム「ELUXEO」に2種類のスコープを新ラインアップ

富士フイルムメディカル㈱は、4色のLED光源搭載の内視鏡システム「ELUXEO（エルクセオ）」用の下部消化管用スコープの新ラインアップとして、拡大スコープ「EC-760Z-V/M」を2021年2月22日、極細径スコープ「EC-760XP/L」を2021年3月22日、それぞれ発売した。

「ELUXEO」は、4色のLED照明の発光強度を高精度に制御して、白色光と短波長狭帯域光を生成することができる。さらに、照射した光と画像処理を組み合わせる「マルチライトテクノロジー」により、粘膜表層の微細な血管や粘膜の微細な構造などを強調して表示する機能「BLI」や、画像の赤色領域のわずかな色の違いを強調して表示する機能「LCI」など目的に応じた観察画像を作り出すことができ、微小な病変の観察をサポートする。

今回発売する2種類の下部消化管用スコープは、いずれも挿入部に高い弾発性を持つ素材を採用。

医師が操作する際に手元の力が先端部まで伝わりやすい設計とした「高追従挿入部」と、軟性部先端が柔らかく曲がり、曲がった後はまっすぐに戻りやすい設計の「カーブトラッキング」との組み合わせにより、特に屈曲部が多い大腸へのよりスムーズな挿入をサポートする。

ELUXEO（エルクセオ）
システム

下部消化管用
拡大スコープ
EC-760Z-V/M

下部消化管用
極細径スコープ
EC-760XP/L

お問い合わせ
富士フイルムメディカル㈱
マーケティング部
TEL:03-6419-8033

07 東大医科研ヒトゲノム解析センター、コロナ対策など全ゲノム解析の高速化に向け解析基盤を強化

国立大学法人東京大学医科学研究所（以下、東大医科研）ヒトゲノム解析センター は、全ゲノムシークエンスデータ解析の大幅な高速化のため、㈱日立製作所（以下、日立）とエヌビディア合同会社（以下、NVIDIA）の協力のもと、最新型のヒトゲノム解析用スーパーコンピュータシステムSHIROKANE（以下、SHIROKANE）に、従来の約40倍の高速化を可能とするゲノムデータ解析ソフトウェアNVIDIA Clara™ Parabricks（以下、Parabricks）を全面導入する。これにより、2021年3月1日の稼働開始後はSHIROKANE環境下において、Parabricksによる処理容量が約6倍となり、さらなる全ゲノム解析の高速化が期待できる。

SHIROKANEの学術機関・民間機関の利活用を大きく推進し、全ゲノムシークエンスに基づく、がんゲノム医療やコロナ研究など、産官学民の英知を結集し推進するべき喫緊の課題への取り組みを強力に後押しし、複数のユーザーで同時に解析可能な基盤 設計のため、個々のユーザーの利用環境に合わせたサービスの提供を実現する。本システムは、3月1日から運用を開始し、4月1日にユーザーへの提供を開始する。

東大医科研ヒトゲノム解析センターでは、今回、GPUサーバ（DGX A100）を新たに増設するとともに、さらに、全88基のGPU サーバにParabricksを搭載し、一般的なCPU環境で1サンプル当たり20時間以上を要する計算処理を30分以内で完結できる、解析基盤の強化を実現した 。この全面導入にあたり、日立は、既存システムとの連携を考慮し、SHIROKANEの一部として最大性能が発揮できるよう構成の最適化を行った。

お問い合わせ
国立大学法人東京大学医科学研究所
ヒトゲノム解析センター
URL:http://www.ims.u-tokyo.ac.jp/imsut/jp/

08 コニカミノルタ、医療機関向け ICTサービス「infomity」で「オンライン診療サービス」を開始

コニカミノルタ㈱は、医療機関向けICTサービス「infomity（インフォミティ）」の新メニューとして、「オンライン診療サービス」を開始した。コニカミノルタは、医療機関のDX（デジタルトランスフォーメーション）を支援するサービス「infomity」において、診断を助ける画像処理の提供や医療情報の提供などに加え、医療機関同士のデータ共有や遠隔読影のサービスを数多くの病院・クリニックに提供し、遠隔医療に貢献している。

この度、医療機関が患者とつながるサービスとして、オンライン診療では国内トップランナーのひとつである株式会社インテグリティ・ヘルスケアのオンライン診療システム「YaDoc Quick（ヤードッククイック）」を「infomity」のメニューに加えることで、医療機関が追加投資を抑制しつつ、従来と同じスペースで、対面診療に近いワークフローのオンライン診療を開始できるようにした。

「infomity オンライン診療サービス」が提供する価値
1. 院内感染のリスクを低減
新型コロナウイルスの蔓延により、2020年4月には時限的緩和措置として、受診歴のない患者でも初診からオンライン診療が一定の条件下で可能となった。
2. 医療機関への導入を容易に
「infomity」の各種サービスは、DR・CRコンソール機能とビューワ/ファイリング機能を一体化した画像診断ワークステーション「Unitea（ユニティア）」を介して提供される。
3. 患者に安心・安全・簡単な受診を提供
本サービスは、個人情報の管理についても、厚生労働省のガイドラインに準拠したセキュリティの高いインターネット回線を利用し、患者に安心・安全な受診を提供する。

お問い合わせ
コニカミノルタジャパン㈱
ヘルスケアカンパニー
URL:https://www.konicaminolta.jp/healthcare

09 富士フイルム、感染症検査装置「富士ドライケムIMMUNO AGシリーズ用」新型コロナウイルス抗原検査キット「COVID-19 Ag」新発売

富士フイルム㈱は、写真の現像プロセスで用いる銀塩増幅反応による高感度検出技術を応用した新型コロナウイルス（SARS-CoV-2）抗原検査キット「富士ドライケムIMMUNO AGカートリッジCOVID-19 Ag」を、同社の感染症検査装置「IMMUNO AGシリーズ用」の体外診断用医薬品として、富士フイルムメディカル㈱を通じて3月9日より発売した。

感染拡大地域において、PCR検査の実施が困難な場合に、重症化リスクの高い患者が多い医療機関や高齢者施設等で抗原定性検査を広く実施することが、感染拡大防止の観点から有効との考えが厚労省から示されたことで、医療機関・高齢者施設等の職員、入院・入所者を対象に、無症状の場合でも行政検査として抗原定性検査の実施が可能となった。

今回発売する「COVID-19 Ag」は、富士フイルム独自の「銀増幅イムノクロマト法」により、通常のイムノクロマト法で使用される抗原の標識を約100倍の大きさに増幅することで、より少ないウイルス量での検出を可能にした。検体には、鼻咽頭ぬぐい液に加え、医療従事者の管理下であれば鼻腔ぬぐい液を被検者自身が採取して用いることができ、医療従事者の感染リスクの低減に貢献する。

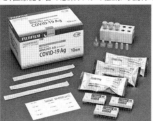

お問い合わせ
富士フイルムメディカル㈱
マーケティング部
URL:http://fms.fujifilm.co.jp/

10 キヤノンとコニカミノルタ 国内診療所向けX線一般撮影ソリューション事業で協業

キヤノンメディカルシステムズ（以下キヤノン）㈱とコニカミノルタ㈱は、国内診療所向けのX線一般撮影ソリューションにおいて協業することに致した。

キヤノンとコニカミノルタは、昨年5月に国内産婦人科向け超音波診断装置の販売事業において協業を開始した。

高機能なハイエンド超音波診断装置を有するキヤノンと産婦人科領域で強い販売力を持つコニカミノルタジャパン㈱のシナジーにより、お客様に安心かつ満足度の高い診療サポートを行うことで、キヤノン製産婦人科向け超音波診断装置がより多くの医療現場に導入されている。

この度、キヤノンとコニカミノルタは顧客への提供価値をさらに向上するため、X線画像診断事業に関しても協業を進めることとした。具体的には、キヤノンがコニカミノルタジャパンより下記の国内診療所向け製品の供給を受け、キヤノンメディカルの製品とともにX線一般撮影ソリューションとして提供していくことで、両社の合意に至った。

【新たにキヤノンが取り扱う製品】
・医用画像管理システム「NEOVISTA I-PACS（ネオビスタ アイパックス）SX2 C-Ed.ソフトウェア」
・画像診断ワークステーション「NEOVISTA I-PACS EX」
・コンピューテッドラジオグラフ（CR）「REGIUS（レジウス）ΣII」及び画像診断ワークステーション「Unitea α（ユニティア アルファ）」

お問い合わせ
キヤノンメディカルシステムズ㈱
広報室 江野
TEL:0287-26-5100

コニカミノルタ㈱
コーポレートコミュニケーション室
担当:北陽子 070-3669-8853（在宅勤務）
TEL:03-6250-2100

11 新型コロナ禍での 多様な医療記録を支援 「AmiVoice® IC-Support」、発売!

【AmiVoice IC-Support、概要】
AI音声認識技術を活用して、多様な診療スタイル（対面診療・対面服薬指導・オンライン診療・電話診療/相談）における、医療従事者と患者の会話をリアルタイムで文字化する。音声を2ch録音し、複数の診療スタイルに対応した音声認識サービスは医療業界初です（アドバンスト・メディア調べ）。記録時間を削減し、書類作成業務を自動化することで、医療業界の働き方改革を支援する。

【導入の効果】
音声認識によるプロセスを自動化することで、業務効率化や生産性向上を実現。これまで属人化していた業務に音声を使うことで作業効率を高め、人為的ミスを減らし、業務にかかる時間を大幅に削減、記録業務の自動化を行う。
① 全会話の文字化により記録漏れを防止
② 記録時間の大幅削減
③ 記録の共有で相互理解が向上

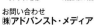

お問い合わせ
㈱アドバンスト・メディア
医療事業部
TEL:03-5958-1045

12 株式会社インテグラル、 株式会社シンクメディカルと 業務提携契約を締結

㈱インテグラル（本社:東京都品川区、代表取締役:五十幡玲子、以下「インテグラル」）は、㈱シンクメディカル（本社:東京都渋谷区、代表取締役社長:岡上武、以下「シンクメディカル」）と2021年2月10日に肝疾患用診断支援AI事業において業務提携契約を締結した。

・**業務提携の内容**
シンクメディカルのIoTシステムは一般検査数値をビッグデータ化し、独自のアルゴリズムを使用してAI解析を行う。この技術は、大阪府済生会吹田病院と村田製作所の研究者との共同研究により開発され、肝臓疾患、脳疾患、糖尿病、心疾患ほかの臓器間ネットワークの解明のためにシンクメディカルに引き継がれて研究開発が続けられている。インテグラルはこのIoTシステムのうち、肝疾患に関わる予測エンジンの日本での取扱いを独占的に行う。

・**業務提携の目的**
肝臓は沈黙の臓器と呼ばれ、病状が進行しても自覚症状が出にくいとされています。インテグラルは肝硬度と肝脂肪量を簡便に非侵襲的に測定するフィブロスキャン（製造元:エコセンス、フランス）を2017年より販売しています。フィブロスキャンは、WHOや各国の肝臓学会、アメリカ糖尿病学会でウイルス性肝炎やNAFLDの診療、肝硬変の早期発見などに有用とされている。

シンクメディカルが開発したIoTシステムを普及させることにより、現在の肝疾患の有無だけでなく、未来の疾患を非侵襲的に予測するサービスを展開することで、肝疾患に苦しむ患者さまを減らすことができると考えている。

お問い合わせ
㈱インテグラル
E-mail:info@fibroscan.jp

13 イリモトメディカル、 代表取締役を交代 〜新代表取締役社長に煎本雄一氏

令和3年3月、㈱イリモトメディカルは前代表取締役煎本正博氏に代わり、新しく煎本雄一氏が就任・交代することになった。

退任にあたり煎本正博氏は、「今後は社業を広報より支えるとともに、遠隔画像診断サービスの社会的認知度の向上のために微力ながら尽くしてゆく所存でございます」とのメッセージを寄せた。

また、新しく代表取締役に就任する煎本雄一氏からは、「社業のみならず医療の発展に努力いたす所存でございます。

前任者同様ご指導とご支援の程お願い申し上げます」と強調した。

お問い合わせ
㈱イリモトメディカル
URL:https://irimoto.com/

RADNAVI

2021年もより一層充実した内容を毎号お届けします

Rad Fan

NEXT ISSUE

次回予告　2021年5月号(2021年4月30日刊行予定)

特集1

俺のIVR

企画：米虫　敦(関西医科大学)
＜執筆予定＞
ガイディングシースの挿入に有用なダブルワイヤー法
　　　　市橋成夫(奈良県立医科大学)
Wi-Fiテクニックを用いた動脈塞栓術
　　　　堀　篤史(IGTクリニック)
TACE　　宮山士朗(福井県済生会病院)
B-RTO　　山本　晃(大阪市立大学)
未定　　　荒井保典(聖マリアンヌ医科大学)
未定　　　保本　卓(都島放射線科クリニック)
未定　　　屋代英樹(平塚市民病院)

特集2

脊椎SBRTパーフェクトガイド
～600症例の経験から～

がん・感染症センター都立駒込病院 放射線診療科治療部　伊藤　慶、中島祐二朗

●連載 第9回
ユーザーが明かす「SOMATOM go.TOP」イチオシポイント
乙部克彦(大垣市民病院)

●連載
MY BOOKMARK～本当に使いやすい製品がこの中に～
File No.19　檜垣　徹(広島大学病院)

※なお、内容は一部変更になることがございます。ご了承ください。

2021年6月号は、特集1「JRC 2021のすべて」、特集2「核医学 画像解析法の新展開」、連載「MYBOOKMARK～本当に使いやすい製品がこの中に～」をお届けします。

Rad Fan 4月号 2021年3月30日発行 第19巻 第4号

編集人・発行人▶黒沢次郎
表紙イラスト▶岡田航也
表紙デザイン▶浅沼英次
デ ザ イ ン▶(株)ホワイト企画
　　　　　　　浅沼英次
印　　　刷▶三報社印刷(株)
発　　　行▶(株)メディカルアイ

〒171-0022　東京都豊島区南池袋 3-18-43 内山ビル 3F
TEL：03-5956-5737　FAX：03-5951-8682
E-MAIL：m-eye@medical.email.ne.jp
本誌に掲載された著作物の翻訳・複写・転載・データベースへの取り込みおよび送信に関する許諾権は、小社が保有します。

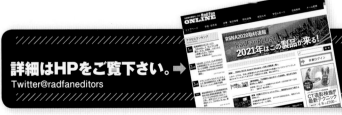

詳細はHPをご覧下さい。➡
Twitter@radfaneditors

RSNA2020取材連報
RadFanPLUS!
2021年はこの製品が来る!

http://www.e-radfan.com
お近くの書店でもお買い求めいただけます。